Natürlich gesund
mit Schwedenkräutern

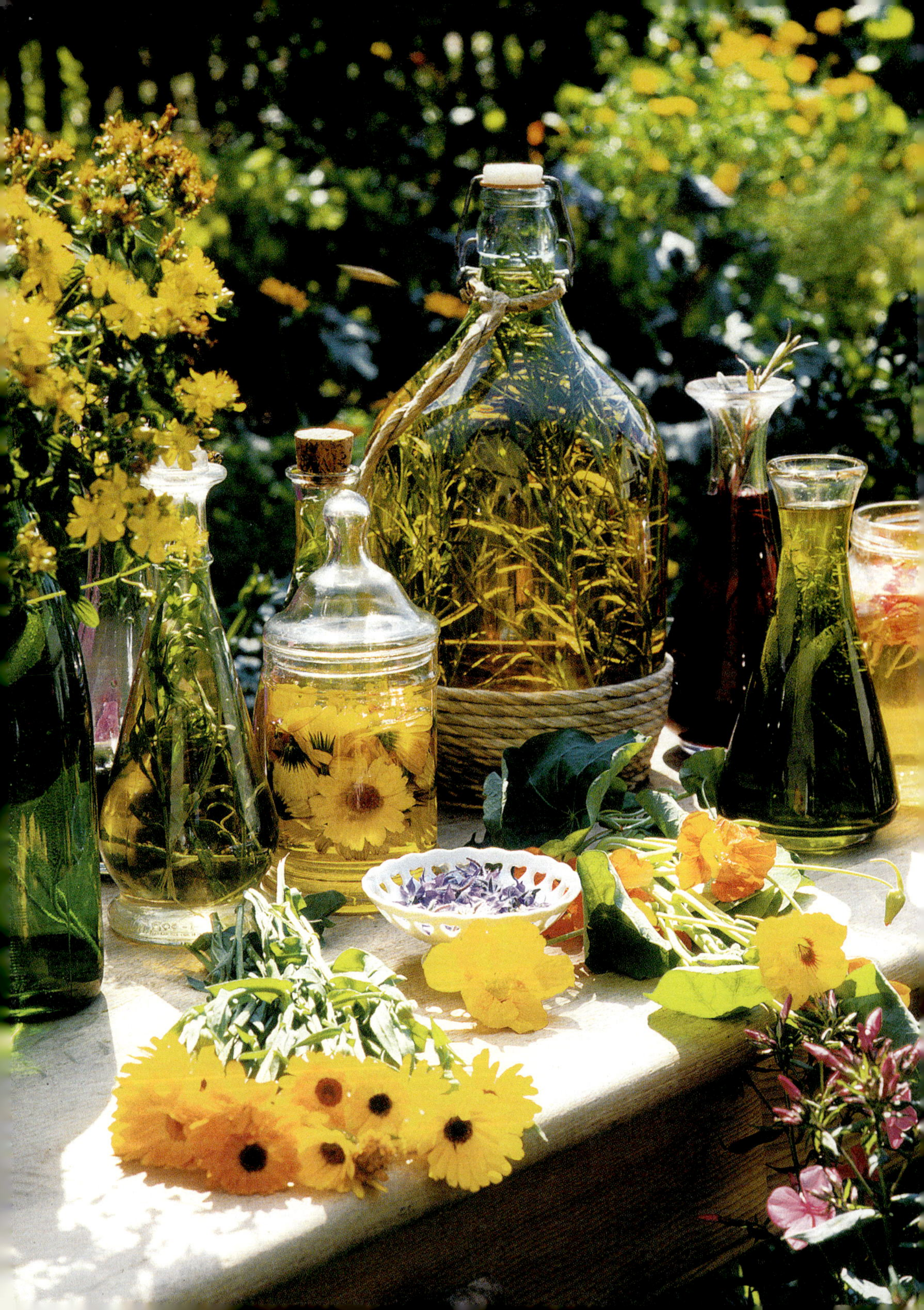

Dr. Lutz-Michael Lautenbacher

Natürlich gesund mit Schwedenkräutern

Milde Darmsanierung mit dem bewährten Heilmittel

- Verdauungsstörungen, Blähungen und Magenbeschwerden behandeln
- Schwedenbitter zur inneren und äußeren Anwendung
- Fertigprodukte und neue Rezepturen zum Selbermachen
- Praktische Tips für die eigene Kräuter-Hausapotheke

MIDENA

Impressum

Der Autor: *Dr. Lutz-Michael Lautenbacher ist öffentlich bestellter und vereidigter Sachverständiger für Arzneimittel, Lebensmittel und Kosmetika.*

Hinweis: *Die Inhalte des vorliegenden Ratgebers sind sorgfältig recherchiert und erarbeitet. Dennoch kann aus rechtlichen Gründen weder vom Autor noch vom Verlag eine Haftung oder Gewähr übernommen werden.*

Die Deutsche Bibliothek – CIP-Einheitsaufnahme

Lautenbacher, Lutz-Michael:
Natürlich gesund mit Schwedenkräutern : milde Darmsanierung mit dem bewährten Heilmittel ; Verdauungsstörungen, Blähungen und Magenbeschwerden behandeln ; Schwedenbitter zur inneren und äußeren Anwendung ; Fertigprodukte und neue Rezepturen zum Selbermachen ; praktische Tips für die eigene Kräuter-Hausapotheke / Lutz-Michael Lautenbacher.
– Augsburg : Midena, 1999
ISBN 3-310-00537-2

Midena Verlag, Augsburg

Redaktion: Verlagsbüro Kopal, L.-Echterdingen
Gestaltung und Layout: Cyclus · Visuelle Kommunikatiom, Stuttgart
Lektorat: Franz Leipold
Umschlaggestaltung: S/L Kommunikation
Umschlagfoto: Hans Reinhard
Druck und Bindung: Offizin Andersen Nexö, Leipzig – ein Betrieb der INTERDRUCK Graphischer Großbetrieb GmbH

Printed in Germany

ISBN 3-310-00537-2

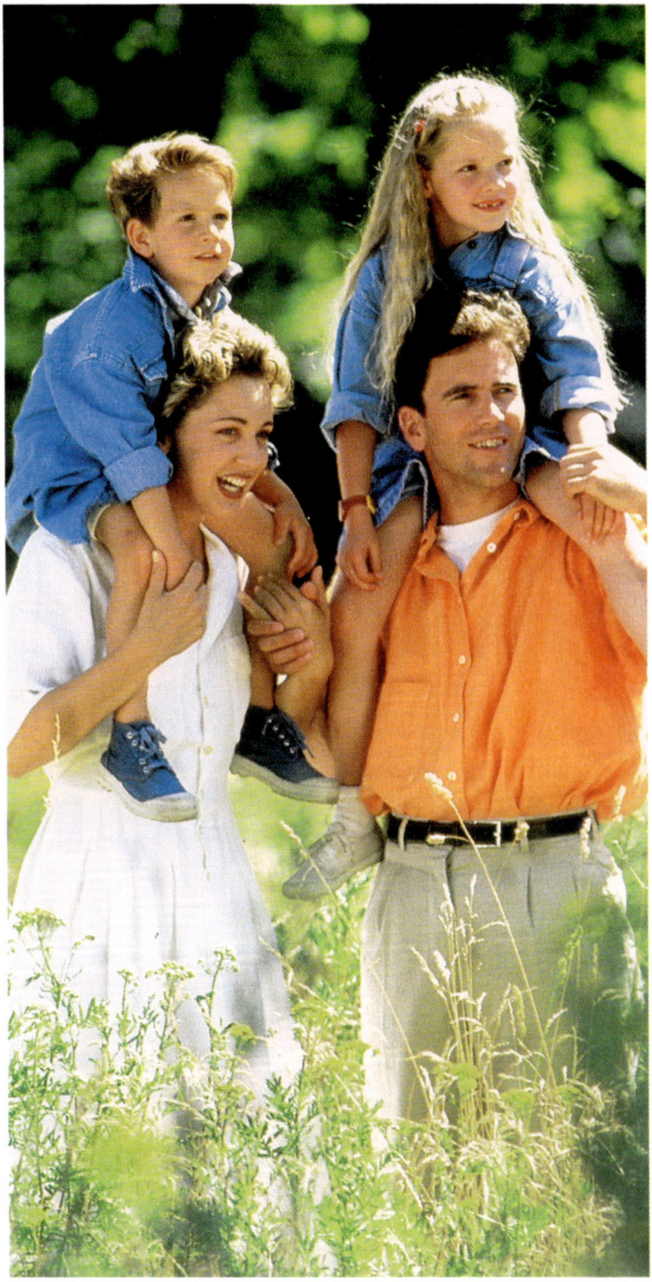

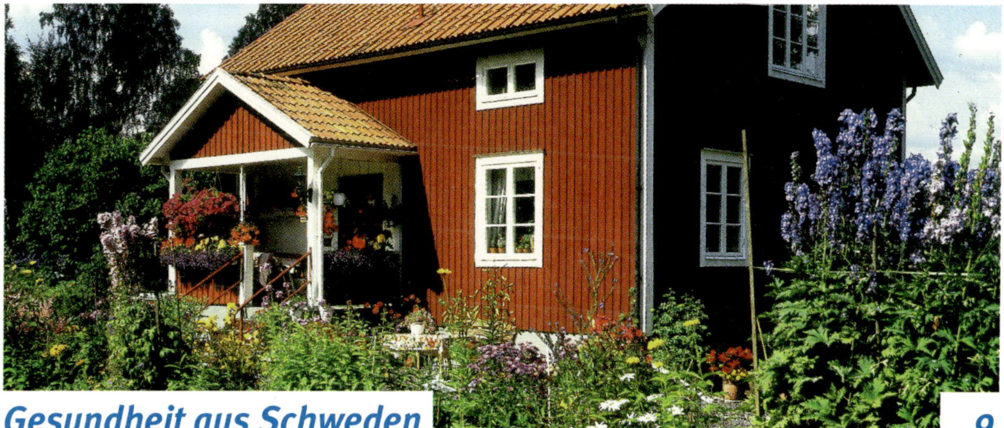

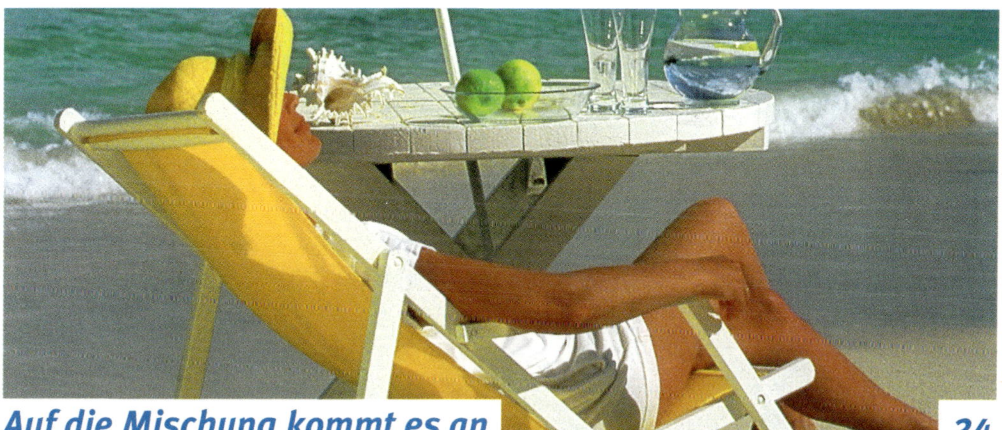

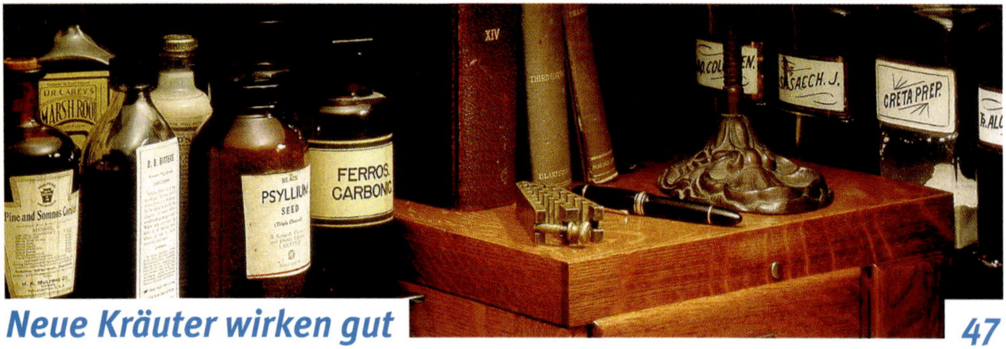
CRETA PREP.

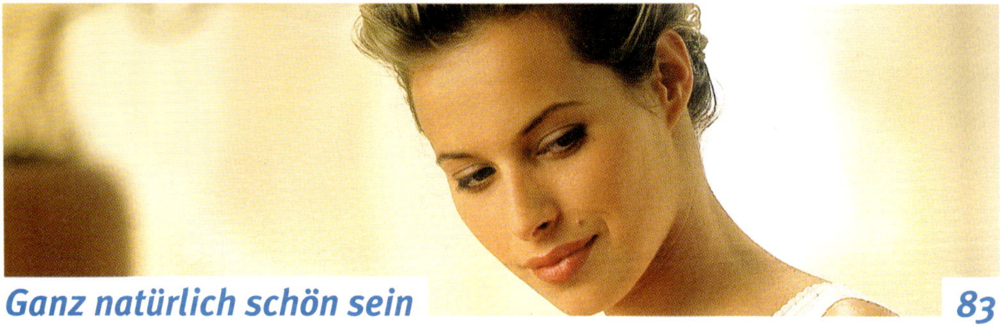

Vorwort

Großmutters Hausapotheke ist wieder in. Die Sorge um mögliche Unverträglichkeiten und Nebenwirkungen chemischer Arzneien sorgt für zunehmende Verbreitung der sanften Arzneien aus Omas Kräuterschrank. In ihm standen die Schwedenkräuter oft an erster Stelle. Der Schwedenbitter galt als die Verdauungshilfe schlechthin und wurde als natürliches Allheilmittel in allen Lebenslagen eingesetzt.

In unserer heutigen Zeit hat die Rezeptur der Schwedenkräuter vor allem durch Maria Treben (1908 bis 1991) weite Verbreitung gefunden. Die Österreicherin kurierte mit der schwedischen Original-Rezeptur zahlreiche Patienten von sehr unterschiedlichen Leiden.

Das Geheimnis der Schwedenkräuter liegt wahrscheinlich in ihrer einzigartigen Zusammenstellung. Das einzelne Kraut wird nur sehr selten in der Naturheilmedizin verwendet, allein die Kombination der Wirkstoffe ist es, die dem Elixier seine heilenden Eigenschaften verleiht.

In diesem Buch erfahren Sie, wie Sie Schwedenkräuter selbst ansetzen können und bei welchen Leiden Sie Linderung bringen. Zahlreiche Patienten berichten von den hervorragenden Eigenschaften, egal ob als Bitter, als Umschlag, als Auflage oder zum Einreiben. Neben wirkungsvollen Rezepten und Heilanzeigen finden Sie aber Vorsichtsmaßregeln, wie sie bei jeder Selbstbehandlung angezeigt sind. Ich wünsche Ihnen viel Erfolg mit Ihren Schwedenkräutern.

Dr. Lutz-Michael Lautenbacher

Beschwerden	Seite
Angstzustände Asthma Blasen- und Harnwegentzündung	60, 81
Durchfall	43, 81
Ekzeme / Akne Erkältungskrankheiten Erschöpfung und Schwächezustände	50, 81, 82
Fettsucht Frühjahrsmüdigkeit Gallenbeschwerden	56, 82
Halsbeschwerden Herz- / Kreislaufbeschwerden	54, 81
Hirnleistungsstörungen Kopfschmerzen	65
Krämpfe Leberbeschwerden	64, 81
Magersucht Mundentzündungen	59
Reisekrankheit	59
Reizblase / Prostatabeschwerden Rheumatische Beschwerden	66, 83
Schlafstörungen Übermäßiges Schwitzen Venenleiden Verstopfung	48, 81
Wechseljahre / Hitzewallungen	48, 81

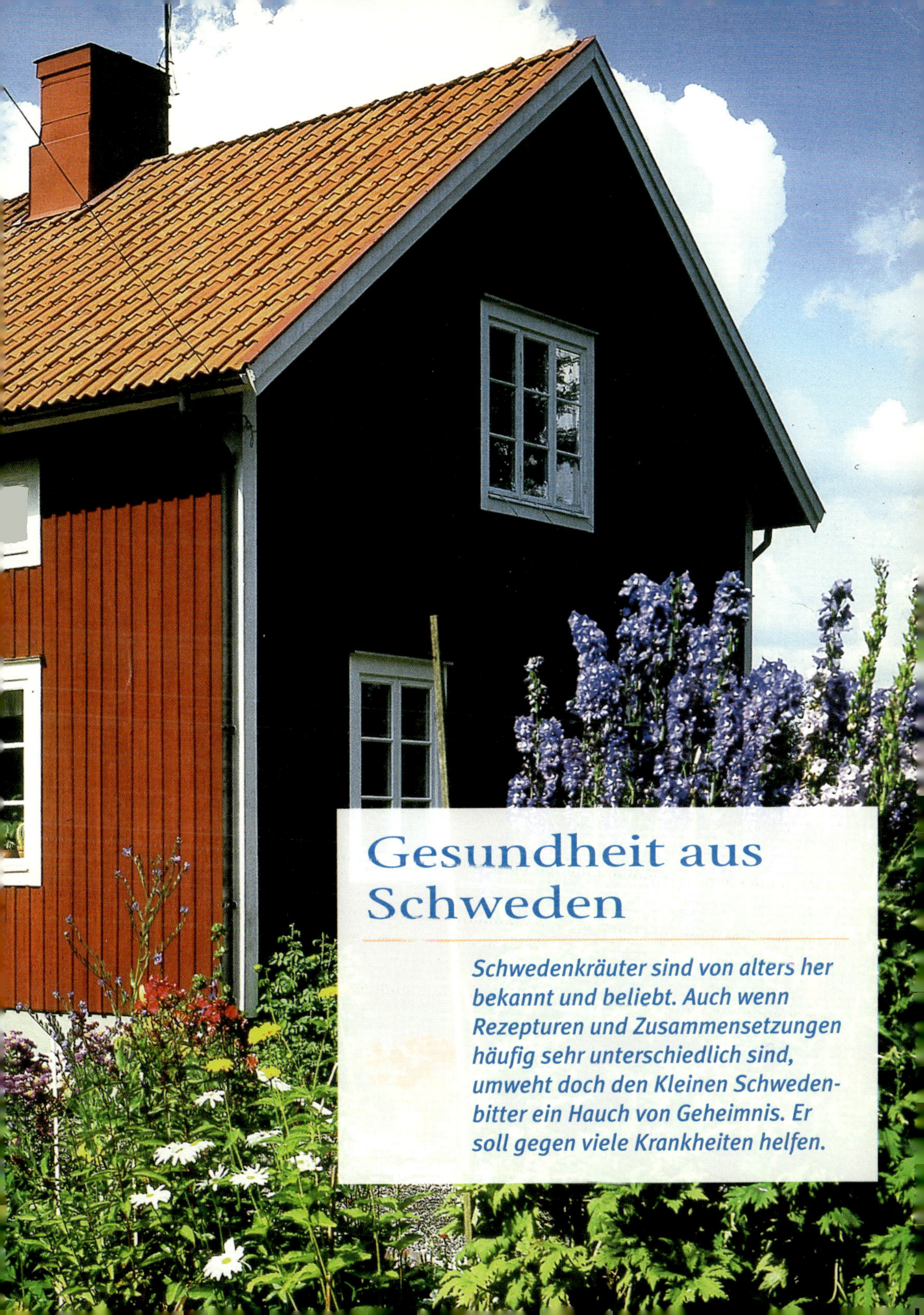

Gesundheit aus Schweden

Schwedenkräuter sind von alters her bekannt und beliebt. Auch wenn Rezepturen und Zusammensetzungen häufig sehr unterschiedlich sind, umweht doch den Kleinen Schwedenbitter ein Hauch von Geheimnis. Er soll gegen viele Krankheiten helfen.

Aus Urgroßmutters Hausapotheke

Schwedenkräuter, Schwedentrünke oder Schwedenbitter haben auch in Deutschland eine lange Tradition. Als Fertigprodukte aus der Apotheke oder selbst angesetzt sind sie in der Bevölkerung bekannt. Verwendet werden sie nicht nur als Verdauungsstimulans, sondern quasi als Allheilmittel.

Der Kleine Schwedenbitter wird schon in einer Handschrift aus dem 17. Jhd. erwähnt.

Nach der Überlieferung wurde das Rezept für die Schwedenkräuter im schriftlichen Nachlaß des Mediziners Dr. Samst gefunden. Der im 17. Jahrhundert in Schweden lebende Arzt war sehr bekannt. Zeitlebens sollen er, seine Eltern und Großeltern die selbst angesetzten Schwedenkräuter eingenommen haben. Sie alle erreichten ein stolzes Alter. Ob dafür die Kräuter verantwortlich waren, ist leider nicht bekannt. Überliefert jedoch ist, daß Dr. Samst mit 104 Jahren an den Folgen eines Reitunfalls starb.

Die Urheimat der Schwedenkräuter, die nach einer alten Überlieferung gegen fast jede Krankheit eingesetzt werden können.

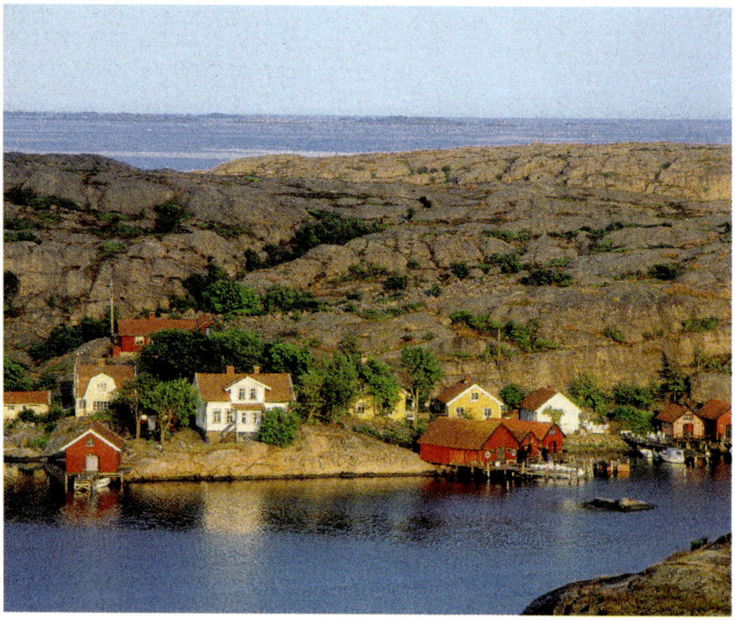

Was der Schwedenbitter können soll

In einer alten Handschrift wird in 46 Punkten erläutert, wie der Kleine Schwedenbitter fast jede Krankheit heilen kann. Äußerlich, als Umschlag angewendet, soll die Kraft der Schwedenkräuter bei Kopfschmerz und Schwindel helfen, den Grauen Star vertreiben, Pocken und Ausschläge aller Art heilen. Auch Hühneraugen, Beulen und Flecken sollen verschwinden, wenn man sie mit der Kräutertinktur benetzt. Die Wirkung des Kleinen Schwedenbitters macht nach der alten Überlieferung auch nicht halt vor Narben, Brand- und Schußwunden. Sogar Pestbeulen sollen abheilen.

Es gibt auch den sogenannten „Großen Schwedenbitter". Er enthält weitere, zum Teil sehr unterschiedliche Zusätze.

Auch innerlich angewendet bleibt fast keine Krankheit unerwähnt, gegen die der Kleine Schwedenbitter vorgeht. Magenkrämpfe, Gallenschmerzen und Gelbsucht sind in der alten Handschrift ebenso aufgeführt wie Blutarmut und rheumatische Beschwerden. Mit mehr oder weniger Tropfen des Allheilmittels sollen sie, genauso wie Krebs und Epilepsie, heilbar sein.

Traditionelle Anwendung – innerlich

Schon unsere Urgroßeltern warteten Krankheiten nicht einfach ab, um sie dann mühsam zu kurieren. Auch sie setzten auf Vorbeugung. Morgens und abends je einen Teelöffel unverdünnten Schwedenbitter war ihr Hausrezept, um gesund zu bleiben. Wenn es dann trotzdem irgendwo zwickte, erhöhten sie die Dosis auf bis zu drei Teelöffel.

Auch bösartigen Erkrankungen wurde damals mit Schwedenbitter zu Leibe gerückt, dann allerdings in höheren Konzentrationen. Das aus der alten Handschrift überlieferte Rezept schreibt vor: Es werden 2 bis 3 EL täglich derart eingenommen, daß man je einen Eßlöffel verdünnt mit ca. 1/8 l Kräutertee verteilt auf eine halbe Stunde vor und eine halbe Stunde nach der Mahlzeit zu sich nimmt.

Kleiner Schwedenbitter

Was ist drin im Kleinen Schwedenbitter?

10	g	Aloe
5	g	Myrrhe
0,2	g	Safran
10	g	Sennesblätter
10	g	Natur-Kampfer
10	g	Rhabarberwurzel
10	g	Zitwerwurzel
10	g	Manna
10	g	Theriak venezianisch
5	g	Eberwurzwurzel
10	g	Angelikawurzel

Statt Aloe kann auch Enzianwurzel oder Wermutpulver verwendet werden.

Zubereitung

Die Kräuter werden mit 40%igem Kornbranntwein, ca. 1,5 l, oder einem anderen Obstbranntwein in einer 2-Liter-Flasche angesetzt. Die Flaschen sollten steril und lichtdurchlässig sein. Alle Zutaten wrden gut durchmischt. Danach wird die unverschlossene Flasche ins Sonnenlicht oder in die Nähe einer Heizung gestellt. Dort bleibt sie 14 Tage lang stehen, und Flüssigkeit und Kräuter werden täglich morgens und abends gut durchmischt. Nach dieser Zeit werden die Kräuter sehr sorgfältig mit feinem Filterpapier abfiltriert, und die bräunliche Flüssigkeit wird in kleine sterile Flaschen umgefüllt. Gut verschlossen, dunkel und gekühlt aufbewahrt sind die so hergestellten Schwedenkäuter etwa drei bis fünf Jahre lang haltbar.

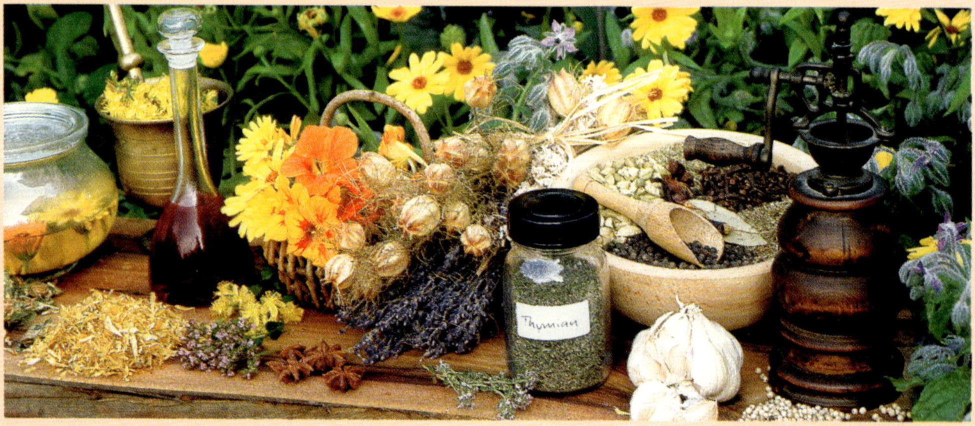

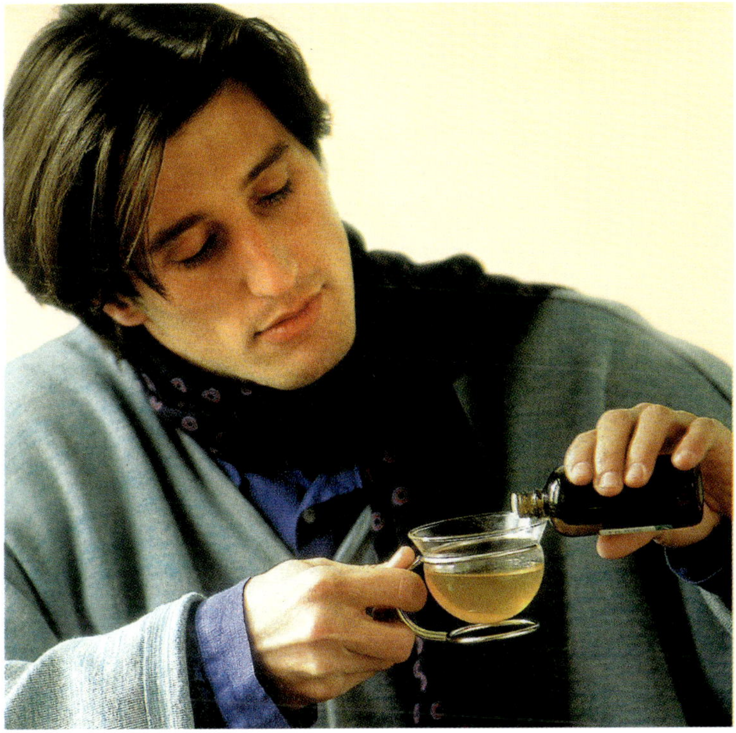

Geben Sie den Schwedenbitter bei Erkältungen einem Tee zu. Vor und nach den Mahlzeiten eingenommen, lindert er so die Beschwerden.

Traditionelle Anwendung – äußerlich

Je nach Ort und Größe des schmerzenden Bereichs wird ein Stück Watte, Zellstoff oder ein Baumwolltuch mit Schwedenbitter befeuchtet und auf die zu behandelnde Stelle gelegt. Damit die Wäsche keine Flecken bekommt, wird dieser Umschlag mit einer etwas größere Abdeckfolie, eventuell aus Plastik, umwickelt und dann mit einem Tuch oder einer Binde festgezurrt. So eingepackt kann man den Schwedenbitter zwei bis vier Stunden oder bei Bedarf auch die ganze Nacht über einwirken lassen. Personen, die eine empfindliche Haut haben, sollten aber achtsam sein und die Umschläge nur für kurze Zeit anwenden, da es durchaus zu unangenehmen Hautreizungen kommen kann.

Bevor Sie den Schwedenbitter-Umschlag anlegen, ist es sinnvoll, die Haut mit Ringelblumensalbe, einer fetthaltigen Nährstoffcreme oder mit Öl einzureiben.

Schwedenkräuter nicht nur zur Gesundheit

Schwedenkräuter sind nicht nur auf den Einsatz bei körperlichen und seelischen Beschwerden beschränkt. Aufgrund ihrer vielfältigen Inhaltsstoffe sind sie auch in Kosmetik und Küche gut zu gebrauchen (siehe Seite 84 – 89).

Gesicht, Haut und Haar tut die Pflege mit Schwedenkräutern gut. Dank ihrer ätherischen Öle und Saponine eignen sie sich für durchblutungsfördende und entspannende Bäder und zur sanften Körperpflege, ob in Seifen oder Salben, als Umschlag oder Packung. Gesichtswasser mit Aloe zum Beispiel wirkt antibakteriell, klärend und erfrischend auf der Haut. In Sonnenschutzcremes eingesetzt, spendet Aloe viel Feuchtigkeit und schützt die Haut vor dem Austrocknen. Mit Schwedenkräutern können auch auf schonende Weise die Haare gespült werden, und Safran eignet sich nicht nur für

Mit Schwedenkräutern können Sie schonende Haarpflegemittel selbst herstellen.

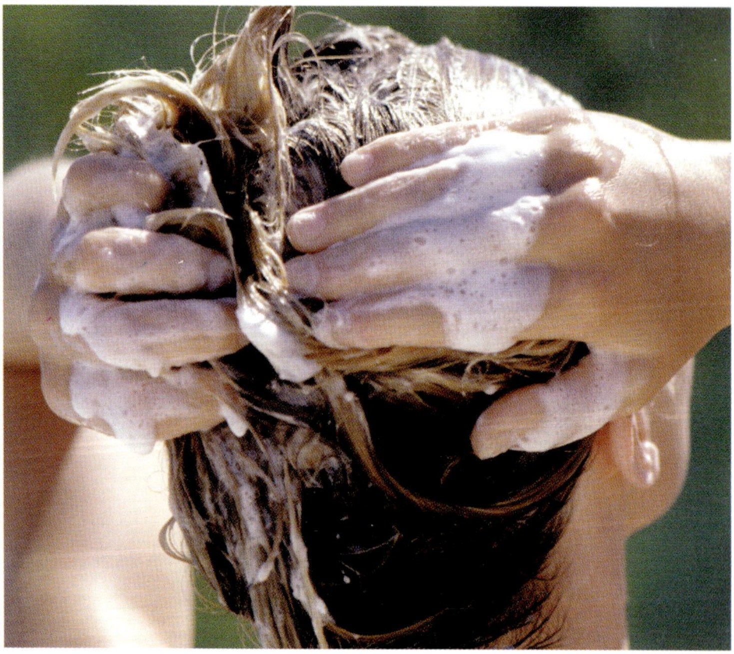

gelbe Kuchen, auch blonde Haare kann er aufhellen. In Duftwässern und Kräuterkissen kommen die wohlriechenden ätherischen Öle der Schwedenkräuter voll zur Geltung.

In der Küche ist Rhabarber als Kompott oder Kuchen schon längst nicht mehr wegzudenken, und auch der Safran hat seinen Platz im Küchenregal. Daß sich mit den Stengeln der Engelwurz gute Kuchen zaubern lassen und ihre Blätter in Marmeladen für eine aparte Mischung sorgen, ist aber wahrscheinlich nicht allzu bekannt.

Schwedenkräuter sind auch in der Küche vielfach einsetzbar.

Pflanzeninhaltsstoffe, die Wirkung zeigen

Die Inhaltsstoffe der Pflanzen, die für ihre Heilwirkung verantwortlich sind, kommen meist in bestimmten Pflanzenorganen in größeren Mengen vor. Je nach erwünschter Wirkung werden daher die Wurzeln, Blätter oder Blüten der Heilpflanzen gesammelt, damit ihre Inhaltsstoffe dann bei der jeweils entsprechenden Krankheit einsetzbar sind. Die bekanntesten Pflanzeninhaltsstoffe sind: Ätherische Öle, Bitterstoffe, Gerbstoffe, Alkaloide, Mineralstoffe, Saponine und Schleimstoffe.

Ätherische Öle

Meist haben die ätherischen Öle einen charakteristischen und angenehmen Geruch, wie zum Beispiel das Pfefferminz- oder Eukalyptusöl. Mit den Ölen, die wir aus den Fetten kennen, haben sie nichts gemein. Sie sind bei normaler Temperatur meist flüssig und mit Wasserdampf flüchtig. Diese Eigenschaft wird bei Inhalationen genutzt. Werden ätherische Öle in heißes Wasser gegeben, dann steigen sie mit den Dämpfen auf und können eingeatmet werden. In der Lunge werden sie leicht aufgenommen und auch leicht wieder ausgeatmet. Dabei wirken sie entzündungshemmend, regen die Sekretion an und desinfizieren. Der Organismus scheidet sie durch Galle und Nieren aus.

Ätherische Öle lösen sich z. B. in Alkohol, wie er in Schwedenbitter oder Melissengeist enthalten ist, besonders gut. Da sie leicht flüchtig sind, sollte der Schwedenbitter möglichst kühl und gut verschlossen aufbewahrt werden.

Neben der Nutzung zur Inhalation ist die Verwendung von ätherischen Ölen sehr vielfältig. Als Massageöle oder Rheumamittel werden sie auf die Haut aufgebracht und wirken dort örtlich reizend. Manche ätherische Öle wirken auch schmerzlindernd, wie beispielsweise das Menthol.

In der Pflanze werden die ätherischen Öle in Ölzellen, Ölgängen oder Öldrüsenhaaren abgelagert.

Bei Infekten an den Harnwegen, Luftwegen und Bronchien oder bei Gallenblasenentzündung macht man sich die antiseptische und desinfizierende Wirkung der ätherischen Öle zunutze. Auch harntreibend sind sie, da sie die Nierengefäße erweitern, dadurch die Nierendurchblutung verbessert wird und die Niere mehr Arbeit verrichten kann.

Weitere Beispiele für die Wirkung der ätherischen Öle sind: Fenchelöl steigert die Milchsekretion, Salbeiöl wirkt schweißtreibend und regt die Gallenproduktion an.

Ein nicht zu unterschätzender Aspekt der ätherischen Öle: sie können auch als Gewürz verwendet werden. Dabei verbessern sie nicht nur den Geschmack der Speisen, sondern regen auch den Appetit an und fördern nachhaltig die Verdauung.

Bitterstoffe

Bitterstoffe regen die Bildung von Speichel und Magensaft an und fürdern den Appetit

Wie ihr Name schon verrät: Bitterstoffe schmecken bitter. Sie werden hauptsächlich als Magenmittel eingesetzt, zum Beispiel bei Appetitlosigkeit oder Brechreiz, da sie die Produktion von Speichel und Magensaft anregen und dadurch auch den Appetit fördern. Es wird mehr Nahrung aufgenommen, und die Verdauung beschleunigt sich. Aufgrund dieser Eigenschaften sind Bitterstoffe auch in Kräftigungsmitteln enthalten, die besonders geschwächten Personen wieder auf die Beine helfen sollen.

Gerbstoffe

Da sie zusammenziehend wirken, werden Gerbstoffe bei entzündlichen Prozessen eingesetzt. Wenn sich die Hautoberfläche zusammenzieht, dann verblassen Rötungen, die Produktion der Schleim-

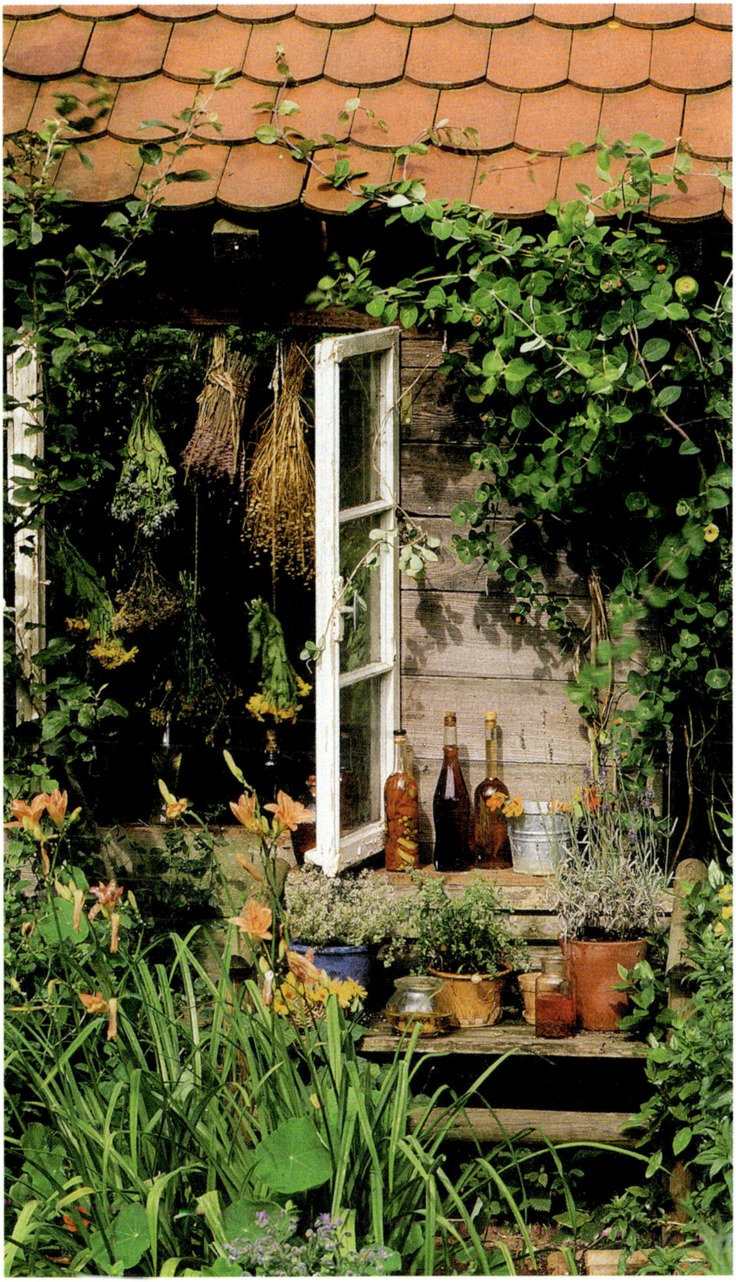

Kräuter zu sammeln, zu trocknen, zu lagern und weiterzuverarbeiten macht Spaß und ist eine sehr naturverbundene Beschäftigung.

drüsen geht zurück, die gesteigerte Sekretabsonderung bei Entzündungen wird reduziert und Aufquellungen im Gewebe bilden sich zurück

Gerbstoffe werden eingesetzt als Gurgelmittel bei Angina, als Mundspülmittel bei Zahnfleischentzündungen und gegen Durchfall.

Gerbstoffe wirken zudem antiseptisch, desinfizierend und sogar leicht lokalanästhetisch. Bei Durchfall werden daher zum Beispiel die Tormentillwurzel und Schwarzer Tee gegeben. Heilpflanzenmischungen, die besonders bei Wunden und Schleimhautentzündungen helfen, enthalten oft eine Kombination von Gerbstoffen und ätherischen Ölen.

Alkaloide

Die Alkaloide wirken sehr stark und müssen daher genau dosiert werden. In den Pflanzen kommen sie in den unterschiedlichsten Organen vor. So zum Beispiel in der Rinde des Chinarindenbaumes, in den Fruchtkapseln des Schlafmohns oder in Wurzeln und Blättern des Tabaks.

Mineralstoffe

Kalzium, Eisen, Kupfer und Jod gehören unter anderem zu den Mineralstoffen, die in der Pflanze meist als Salz vorkommen. Fehlen sie im Organismus des Menschen, dann kommt es zu leichter Ermüdbarkeit, Konzentrationsschwäche, Appetitmangel und Leistungsminderung.

Saponine

Saponine lösen hartnäckigen Schleim bei Bronchitis

Saponine schäumen stark im Wasser. Manche von ihnen wirken harntreibend, gegen Hautunreinheiten und rheumatische Beschwerden. Hauptsächlich werden sie aber wegen ihrer sekretlösenden und auswurffördernden Wirkung bei Bronchitis eingsetzt.

Schleimstoffe

Die Schleimstoffe legen sich als schützende Schicht um die Schleimhäute und wirken damit reizmildernd. Besonders hilfreich

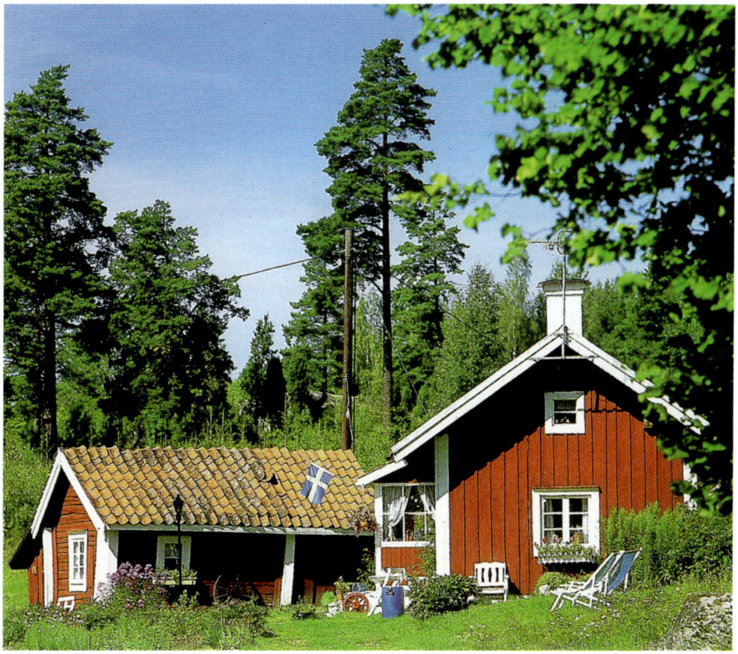

Alle im Schwedenbitter verwendeten Kräuter sind natürlich nicht nur in Schweden, sondern auch bei uns heimisch und daher auch in den meisten Apotheken zu haben.

ist dies bei Katarrhen und Reizungen der oberen Luftwege. So große Stoffmengen an Schleim, daß sie therapeutisch nutzbar sind, enthalten jedoch nur wenige Pflanzen, zum Beispiel Eibisch, Lein und Isländisch Moos.

Schwedenkräuter als Fertigprodukt

Es gibt viele Möglichkeiten, Schwedenbitter herzustellen: nach diversen alten Rezepten oder nach Rezepturen, die auf neueren Erkenntnissen basieren. Auf dem Markt gibt es derzeit die verschiedensten Produkte in unterschiedlichen Darreichungsformen: als Tee, Pulver, Elixier, Dragees, Tabletten oder Tropfen.

Schwedenbitter gibt es heute in vielen verschiedenen Darreichungsformen.

Fast all diese Produkte enthalten aber stark abführend wirkende Stoffe, wie sie zum Beispiel in Sennesblättern oder Rhabarberwurzeln vorkommen, und gehören in der Regel zu den sogenann-

Den Schwedenbitter für seine ganz speziellen Beschwerden kann man auch selbst herstellen.

ten pflanzlichen stimulierenden Abführmitteln. Sie sollten bei Verstopfung nur kurzfristig, maximal 1 bis 2 Wochen, angewendet werden.

Da aber auch ein Bedarf an Schwedenbitterzubereitungen besteht, die auf stark abführende Stoffe verzichten, gibt es Produkte, die in der Regel wässrig-alkololische Auszüge aus verdauungsfördernden Drogen wie der Angelikawurzel, Enzianwurzel, Zimtrinde, Zittwerwurzel und andere Hilfsstoffe enthalten. Diese Form des Schwedenbitters wird eingesetzt

- zur Stärkung bzw. Förderung der Verdauungsfunktion
- zur Vorbeugung vor ernährungsbedingten Belastungen des Verdauungssystems
- zur Vorbeugung gegen nervöse Magen- und Darmbeschwerden
- zur Appetitanregung und
- in der Rekonvaleszenz.

Damit Sie nicht nur auf Fertigprodukte angewiesen sind, erfahren Sie bei den Einzelrezepturen, wie Sie sich, passend für ihre ganz speziellen Beschwerden, einen Schwedenkräutertrunk herstellen können.

Übersicht der Anbieter

Name	Darreichungsform (soweit angegeben)	Hersteller Vertreiber
Schwedentr. anthranoidfrei	Flüssigkeit	Infirmar
Gesundform Schwedenkräuter		Provita
Theiss Schwedenbitter Ansatz		Theiss
Theiss Schwedenbitter	Balsam, Flüssigkeit	Theiss
Theiss Schwedenkräuter Ansatz		Theiss

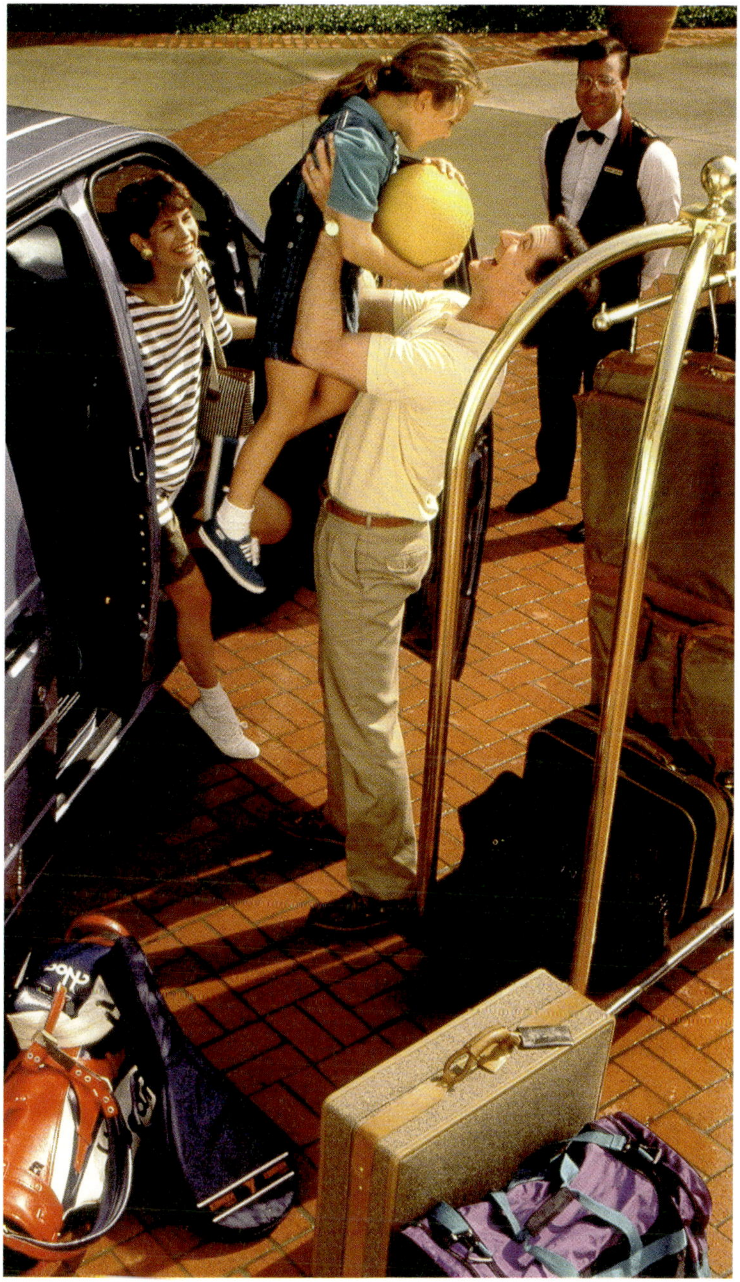

Auch gegen Reisekrankheit helfen Schwedenkräuter.

Mit Arzneimitteln richtig umgehen

Für die Selbstmedikation ist es sehr wichtig, daß Sie genau wissen, was Ihnen fehlt.

Wenn Sie sich mit pflanzlichen Heilstoffen selbst behandeln, dann müssen Sie auch verantwortungsvoll mit der Selbstmedikation umgehen. Ob Sie nun Schwedenkräuter innerlich als Bitter oder äußerlich für Umschläge verwenden: Nie sollten Sie leichtfertig die angegebenen Dosierungen erhöhen. Heilpflanzen sind zwar natürliche, wirksame Arzneimittel, aber wie jede andere Arznei können auch sie Nebenwirkungen haben, und man muß auf Gegenanzeigen achten. Neben der richtigen, vorschriftsmäßigen Dosierung ist es außerdem wichtig, daß Sie sich an die beschriebene Zubereitungsart halten und daß Sie genau wissen, worauf ihre Beschwerden zurückzuführen sind. Sind Sie sich nicht sicher, so fragen Sie am besten ihren Hausarzt. Den sollten Sie auch unbedingt informieren, wenn Sie eine Behandlung mit Schwedenbitter beginnen wollen und wegen einer Erkrankung in Behandlung sind oder ständig Medikamente einnehmen müssen.

Alle Kräuter, die Sie zur Herstellung des Schwedenbitters benötigen, können Sie offen in Apotheken kaufen. Daneben gibt es auch eine Reihe von Anbietern für Produkte aus Schwedenkräutern.

Prinzipiell gilt: Klingen die Beschwerden, die Sie behandeln möchten, nach zwei bis drei Tagen nicht ab, oder plagen Sie nach der Einnahme der Kräutermischung Übelkeit und Erbrechen, dann setzen Sie die Selbstbehandlung sofort ab und suchen Ihren Hausarzt auf. Vorsicht ist auch bei der Behandlung von Kindern, Schwangeren und alten Menschen angesagt.

Schwedenkräuter – wirklich ein Arzneimittel?

Sie fragen sich, ob denn die Schwedenkräuter wirklich Arzneimittel sind? Zunächst ist dazu festzustellen, daß die selbst hergestellten Schwedenbitter in der angegebenen Dosierung keine Arzneimittel, sondern nach rechtlicher Auffassung „Magenbitter" und damit Lebensmittel sind. Nicht immer ist dabei aber die Abgrenzung klar, so ist z.B. Kaffee durch das enthaltene Coffein ein solches „Lebensmittel eigener Art". Trotzdem reicht diese Doppelfunktion nicht aus, die Schwedenkräuter als Arneimittel einzustufen.

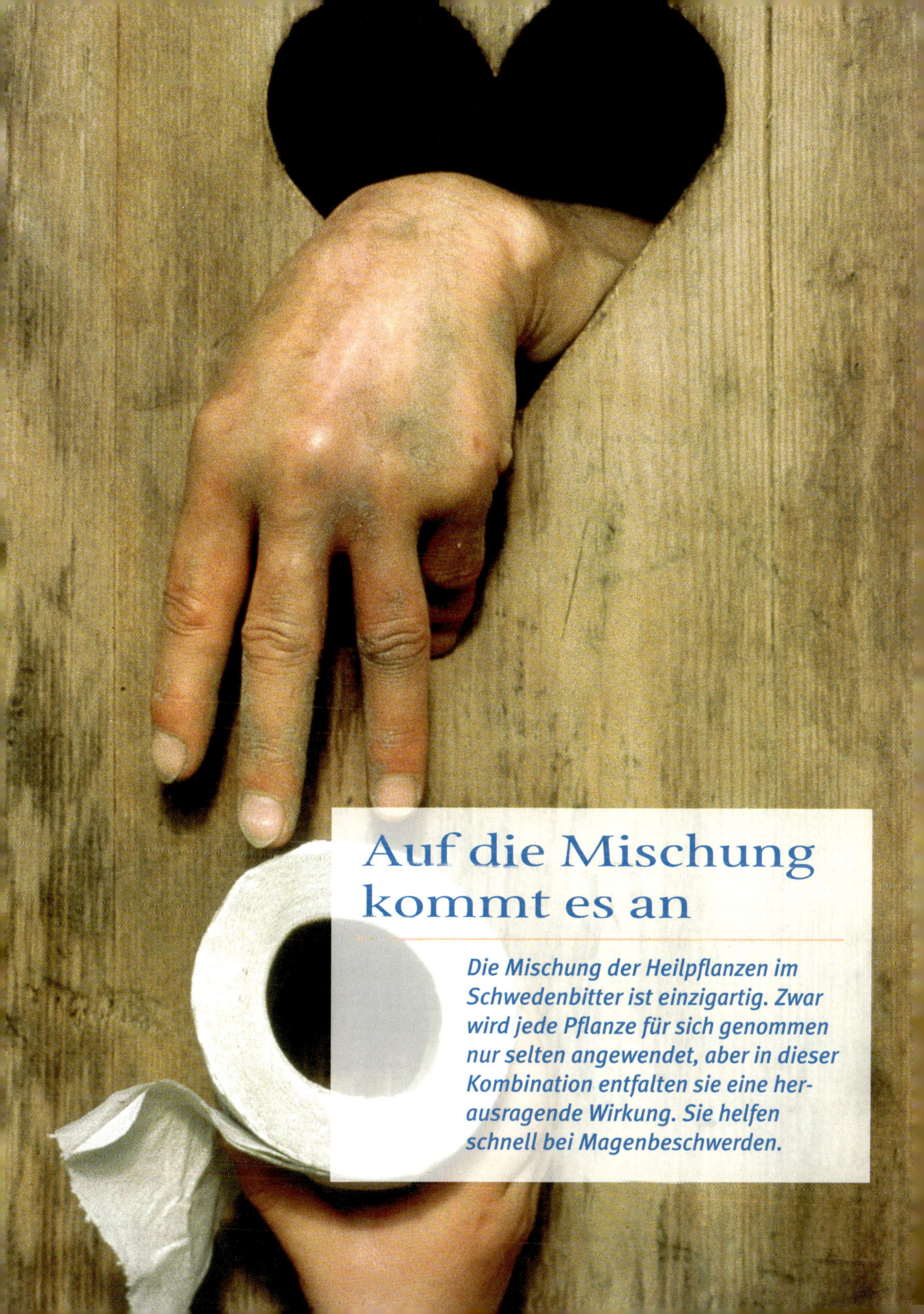

Auf die Mischung kommt es an

Die Mischung der Heilpflanzen im Schwedenbitter ist einzigartig. Zwar wird jede Pflanze für sich genommen nur selten angewendet, aber in dieser Kombination entfalten sie eine herausragende Wirkung. Sie helfen schnell bei Magenbeschwerden.

Was ist drin im Schwedenbitter – Einzelpflanzen der Rezeptur

Im Schwedenbitter kommt die Wirkung von 11 Pflanzen zur Geltung: Aloe, Myhrre, Safran, Sennesblätter, Kampfer, Rhabarber, Zittwerwurzel, Manna, Bibernelle, Eberwurz und Angelikawurzel. Verwendet wird, was hilft. Die wirkungsvollen Inhaltsstoffe können in Wurzeln und Blättern ebenso enthalten sein wie auch in Rinde oder Blüten.

Die Blätter der Aloe sind fleischig, 50 cm lang und etwa 15 cm breit. Schneidet man die Blätter ab, fließt daraus ein unangenehm bitter schmeckender Saft.

Aloe

Traditionell wird diese Pflanzengattung aufgrund ihres Blütenaufbaus zur Familie der Liliengewächse gerechnet. Weltweit, so die neuere Literatur, gibt es über 260 verschiedene Aloe-Arten. In ihren dicken, am Rand oft dornig gezähnten Blättern können sie viel Wasser speichern und sind daher an das Leben in trockenen und heißen Gebieten gut angepaßt. Die mehrjährigen Pflanzen, stammlos bis baumartig, kommen hauptsächlich auf dem afrikanischen Festland, auf Madagaskar und der arabischen Halbinsel vor, sind aber auch im Mittelmeergebiet, in Amerika und Asien anzutreffen. Aloe bezeichnet nicht nur die Pflanzengattung, sondern auch das Trockenprodukt des Saftes, der aus den Blättern verschiedener Arten gewonnen wird.

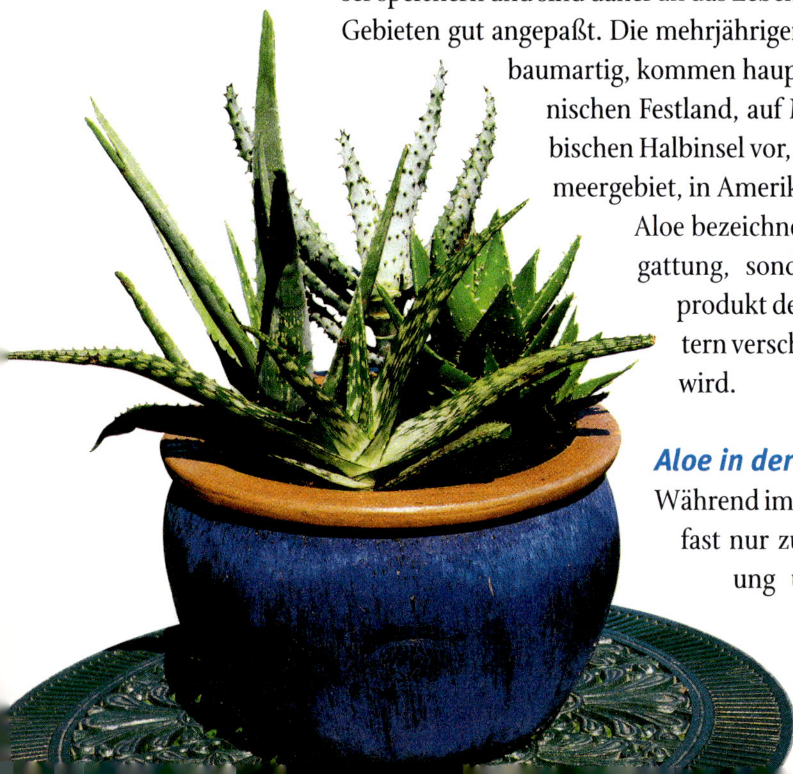

Aloe in der Volksmedizin

Während im europäischen Raum Aloe fast nur zur Anregung der Verdauung und aufgrund ihrer abführenden Eigenschaften genutzt wird, ist das Anwendungsspektrum in anderen Kulturkreisen deutlich vielseitiger. In der traditionellen Medizin Nordafrikas, besonders in Ägypten, und in Indien wird Aloe sowohl bei Wurmkrankheiten und Magenleiden, als auch bei Diabetes, Arteriosklerose und Menstruationsbeschwerden verabreicht. Der frische Saft von Aloe vera wird bei Infektionen eingesetzt, die abgekochten Wurzel bei Tumoren, Hauterkrankungen und Koliken.

Erst mit 3 bis 5 Jahren entwickeln die Aloe-Pflanzen in ihren Blättern die wichtigen Wirkstoffe.

Aloe in der Medizin

Aloe wird hauptsächlich als Abführmittel eingesetzt, da sie abführend wirkende Anthranoide enthält, und diese Wirkung ist mittlerweile sogar vom Bundesgesundheitsamt anerkannt. Diese Stoffe beeinflussen die Darmbewegung und beschleunigen die Passage durch den Darm. Wie der Wirkungsmechanismus genau funktioniert, weiß man noch nicht. Eine Erklärungsmöglichkeit ist, daß der Organismus vermehrt Stoffe ausscheidet, die das Wasser im Darm zurückhalten. Dadurch nimmt das Volumen des Darminhaltes zu, der Füllungsdruck steigt, und der Darm wird gereizt.

8 bis 12 Stunden nach der Einnahme setzt die abführende Wirkung ein.

Wässrige Lösungen des frischen Aloe-Blattsaftes wirken hemmend auf einige Bakterienarten. Beispielsweise auf den Eitererreger Staphylococcus aureus, auf Erreger von Anginen, Scharlach und Diphterie und auch auf Salmonella paratyphi, das Magen-Darm-Erkrankungen hervorruft. Beschrieben ist auch, daß bestimmte Typen von Herpes-Viren inaktiviert und Herpes-simplex-Viren, zu denen auch der Erreger der bekannten Lippenbläschen zählt, gehemmt werden.

Wo Aloe sonst noch eingesetzt wird

Als Aloesaft oder -gel wird Aloe vera in der Kosmetikindustrie verwendet. Auch die Nahrungsmittelindustrie setzt auf Aloe. Hier ist sie gefragt, um eine bittere Geschmacksnote in alkoholische oder nichtalkoholische Getränke und in Süßigkeiten zu bringen.

Für medizinische Zwecke eignen sich nur wenige Aloe-Arten, hauptsächlich Aloe vera.

Aloe-Arten im Sinne einer Heilpflanze und ihre Zubereitungen sind apothekenpflichtig. Aus der Apothekenpflicht freigegeben ist der Aloeextrakt

- *zum äußeren Gebrauch, als Zusatz in Fertigarzneimitteln,*
- *zum inneren Gebrauch, in einer Tagesdosis bis zu 20 mg als Bittermittel in wässrig-alkoholischen Pflanzenauszügen als Fertigarzneimittel*

Achtung

Anthranoidhaltige Abführmittel sind aufgrund neuerer Erkenntnisse sehr umstritten. Bei längerer Anwendung kann es durch Kaliumverlust zu deutlichen Muskelschwächen kommen, zu Störungen der Herzfunktion und in Einzelfällen sogar zu krampfartigen Magen- und Darmbeschwerden. Der Darm gewöhnt sich zudem mit der Zeit an die starke Reizung und wird sozusagen abhängig.
Während der Schwangerschaft und Stillzeit sollten anthranoidhaltige Abführmittel keinesfalls verwendet werden. Gleiches gilt bei Darmverschluß und akut entzündlichen Erkrankungen des Darmes, bei Bauchschmerzen unbekannter Ursache, bei Hämorrhoiden und Nierenerkrankungen. Wenn herzwirksame Glykoside, Diuretika oder Nebennierenrindenhormone gleichzeitig eingenommen werden, ist besondere Vorsicht angesagt.
Generell sollten anthranoidhaltige Abführmittel ohne ärztlichen Rat nicht länger als zwei Wochen eingenommen werden.

Myrrhe (Commiphora molmol)

Schon die jüdischen Könige wurden mit Myrrhe gesalbt.

Schon in der Bibel wird sie neben Weihrauch und Gold erwähnt: die Myrrhe; und sie findet sich auch heute noch in vielen Arzneibüchern. Der Myrrhestrauch, klein und mit Dornen besetzt, zählt zu den Balsambaumgewächsen. Seine Heimat ist Somalia, Nordäthiopien und Südarabien. Myrrhe selbst ist keine Pflanze, sondern das aus der Rinde von Commiphora molmol ausgetretene und an der Luft getrocknete Gummiharz.

Da auf den europäischen Markt oft Mischsorten von verminderter oder schlechter Qualität gelangen, sollte man sich an die Zubereitungen halten, die in den Arzneibüchern stehen.

Myhrre in der Medizin

Die bekannteste Wirkung von Myrrhe ist ihre adstringierende, das heißt zusammenziehende Wirkung auf die Schleimhäute. Daneben wirkt sie auch gut gegen Wasseransammlung bei entzündlichen Vorgängen und gegen Fieber.

In der Volksmedizin gibt es noch weitere Anwendungsgebiete, deren Wirkung jedoch nicht belegt ist. So wird Myrrhe zur Vorbeugung und Therapie bei unspezifischen Darminfektionen und bei Husten eingesetzt . Eine Anwendung aus der ägyptischen Volksmedizin ist die Behandlung von Wunden und Geschwüren.

Bei Myrrhe bestehen keine unerwünschten Wirkungen, Gegenanzeigen oder Anwendungsbeschränkungen.

Immunstimulierende Wirkung

Leichte Entzündungen der Mund- und Rachenschleimhaut sowie Prothesendruckstellen können lokal mit Myrrhetinktur behandelt werden. Dazu wird die unverdünnte Tinktur, die 10 % Myrrhe in einer alkoholischen Zubereitung enthält, auf Mundschleimhaut oder Zahnfleisch gepinselt. Sie kann aber auch zum Spülen oder Gurgeln benutzt werden.

Safran (Crocus sativus L.)

Safran, diese uralte Kulturpflanze, die wahrscheinlich in Südeuropa oder Südwestasien beheimatet ist, stammt heute fast ausschließlich aus Kulturen in Südspanien. Das berühmte und sehr teure Gewürz besteht aus den getrockneten, orangeroten Narbenschenkel der Griffel, die aromatisch riechen. Auf dem Markt sind verschiedene Handelsformen von Safran anzutreffen, wobei die billigen Sorten meist mit anderen Pflanzenarten vermischt sind. Crocus nasturalis enthält noch Griffelreste der Krokusblüte, Crocus electus heißt die sehr hochwertige, von Griffelresten befreite Ware. Sie wird auch Safranspitze genannt.

Für ein Kilogramm Safran braucht man über 130.000 Krokusblüten.

Safran hatte schon im frühen Mittelalter als Handelsobjekt Bedeutung und findet sich daher auch in vielen alten Handschriften.

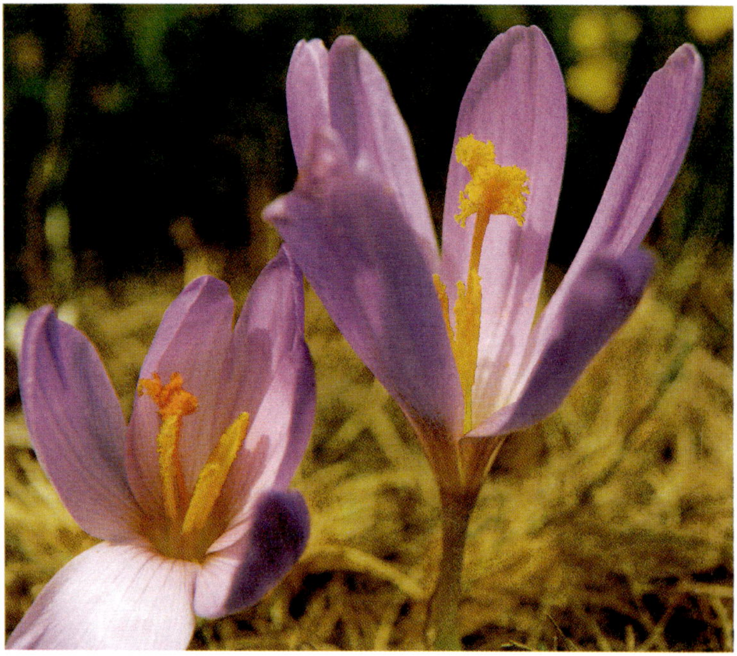

Was ist drin im Safran?

Safran sollte in Gefäßen aus Metall oder Glas aufbewahrt werden, die ihn vor Licht und Feuchtigkeit schützen. Er bleicht sonst schnell aus, und das für die Würzung verantwortliche ätherische Öl verflüchtigt sich.

Typische Inhaltsstoffe des Safrans, die sich schon rein optisch zeigen, sind vor allem die gelben, wasserlöslichen Farbstoffe. Diese stammen von den Carotinoiden ab, die uns aus der Karotte bekannt sind. Daneben enthält Safran auch Bitterstoffe und einige Duftstoffe, die erst beim Trocknen entstehen. Der Duftstoff Safranal bildet die Hauptkomponente des ätherischen Öls.

Safran in Medizin und Küche

In der modernen Medizin hat Safran heute fast keine Bedeutung mehr. In der Volksmedizin wird er jedoch noch gelegentlich als Beruhigungsmittel, als krampflösendes Mittel und gegen Magen- und Darmbeschwerden eingesetzt.

Die Hauptbedeutung von Safran ist heutzutage im Gewürzbereich zu sehen. In der Küche wird er verwendet als Zusatz zu

Curryreis, Bouillabaisse (französische Fischsuppe) oder Paella (spanisches Reisgericht). In der Industrie dient er als Färbemittel für Backwaren, Liköre, Kosmetika und Arzneimittel.

Achtung

Zuviel Safran ist gefährlich. Werden über 3 g verzehrt, dann kommt es zu Vergiftungserscheinungen: Erbrechen, blutige Durchfälle, Blutungen aus Nase, Lippen und Lidhaut, Schwindelanfälle und Benommenheit. Die Safranvergiftung wird oft mit einer Gelbsucht verwechselt, da sich Haut und Schleimhaut gelb färben.

Billigem Safran sind meist Blüten der Färberdistel untergemischt.

Sennesblätter (Cassia angustifolia oder Cassia senna)

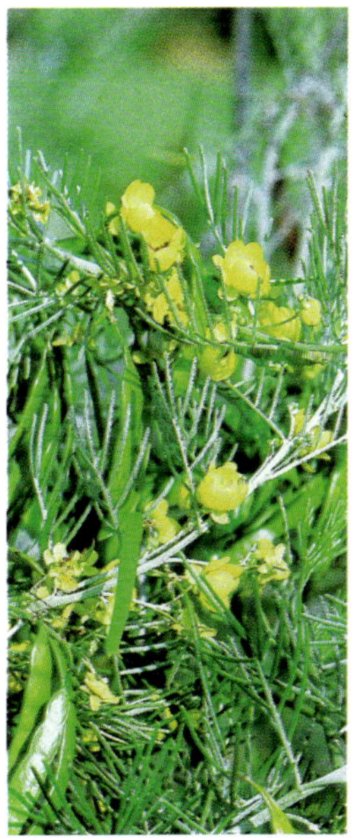

Seit Jahrzehnten sind die Sennesblätter in der Phytomedizin bekannt und noch heute werden sie in modernen Arzneibüchern erwähnt. Es handelt sich dabei um die getrockneten Blätter von Cassia angustifolia und Cassia senna. Diese Sträucher gehören zur Familie der Schmetterlingsblütler und haben ihre Heimat in Arabien, Somalia und im Bereich zwischen Sudan und Westafrika. Da Cassia angustifolia erstmals in Indien, im Distrikt Tinnevelly kultiviert wurde, werden ihre Blätter auch indische Sennesblätter oder Tinnevelly Sennesblätter genannt.

Medizinischer Einsatz der Sennesblätter

Da die abführende Wirkung der Sennesblätter als belegt gilt, werden sie heute vor allem bei starken Verstopfungen und vor diagnostischen Maßnahmen zur Darmreinigung eingesetzt. Zur Teezubereitung werden 1/2 EL der getrockneten Sennesblätter mit 150 ml warmem oder heißem Wasser übergossen und nach 10 Minuten ab-

Starke Abführmittel nicht ohne ärztlichen Rat einnehmen!

gesiebt. Auch ein Ansatz mit kaltem Wasser, der aber 10 Stunden ziehen muß, ergibt eine abführend wirkende Zubereitung.

In Indien geht der Anwendungsbereich über die Verdauungsbeschwerden hinaus. Hier werden die Sennesblätter unter anderem auch bei Appetitlosigkeit, Bauchschmerzen und Leberleiden angewandt, sowie bei Milzvergrößerung, Gelbsucht und sogar bei Vergiftungssymptomen, Anämie und Bronchitis.

Neben diesen rein medizinischen Einsatzformen wirken Senna-Trockenextrakte in Kosmetika auch als UV-Schutz.

Sennesblätter sind keine Alternative zur Ernährungsumstellung oder zu Quellstoffpräparaten.

Achtung

Senna gehört wie Aloe zur Gruppe der stimulierenden Laxanzien, das heißt der Abführmittel, die den Darm zu einer erhöhten Aktivität bewegen. Da es sich dabei um sehr starke Abführmittel handelt, sind sie zum Dauergebrauch nicht geeignet und dürfen maximal zwei Wochen lang eingenommen werden. Beachten Sie bitte die Hinweise bei Aloe (Seite 26).

Den Schwedenkräutern wird eine stark abführende Wirkung bescheinigt. Bei Senna und Aloe sind hier besondere Hinweise zu beachten.

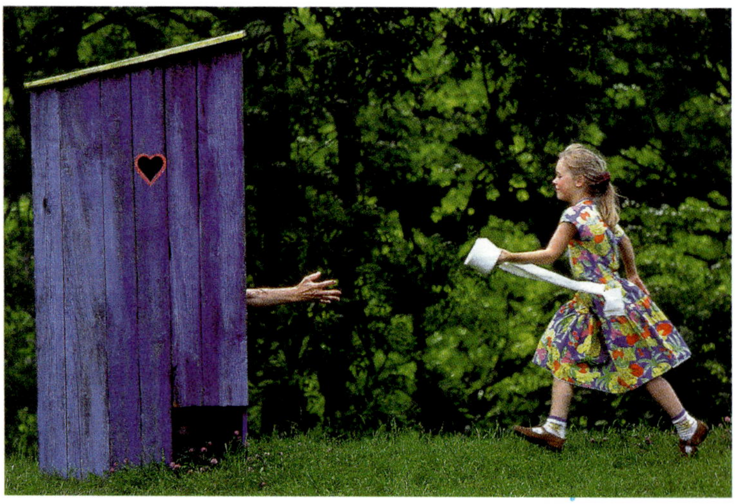

Kampfer

Kampfer kann synthetisch hergestellt oder auch aus Pflanzen gewonnen werden. Den Naturkampher gewinnt man aus dem immergrünen Kampferbaum Cinnamomum camphora, der zur Familie der Lorbeergewächse gehört und in Südchina, Südjapan und auf Formosa heimisch ist. Aber auch in einigen ätherischen Ölen, vor allem von Chrysanthemen oder Kompositen, wie auch in Salbeiöl kommt Kampfer vor.

Kampfer ist durchscheinend weiß oder farblos und nicht zu pulverisieren. Neben dieser für ihn typischen Konsistenz hat er auch einen charakteristischen, stark durchdringenden Geruch. Sein scharfer, schwach brennender und bitter aromatischer Geschmack geht mit einem eigenartigen Kältegefühl einher.

Kampfer hat einen scharfen, bitter aromatischen Geschmack.

Kampfer in der Medizin

Vor allem die kühlende Wirkung von Kampfer wird in der Medizin ausgenutzt. In Arzneibüchern ist von Kampferspiritus, Kampfersalbe oder auch Kampferöl zu lesen, und in der älteren Literatur findet sich umfangreiches Material über seine Wirkungen. Zwei äußerst interessante Anwendungsgebiete aus früheren Zeiten sind die Stimulation der Atmung und die Kreislaufstabilisierung.

Der Kampferbaum duftet aromatisch und wird bis zu 2000 Jahre alt.

Heute wird Kampfer überwiegend lokal auf der Haut verwendet, um seine gefäßerweiternde Wirkung und die durch den Kühleffekt begrenzt hervorgerufene Betäubung zu nutzen. Wahrscheinlich entsteht die Kälteempfindung aufgrund der Reizung kälteempfindlicher Nervenfasern.

Kampfer wirkt zudem desinfizierend und wie auch andere ätherische Öle auswurffördernd, vor allem bei Husten. Seine äußerlichen Anwendungsgebiete sind sehr vielfältig. Sie reichen vom Einsatz bei rheumatischen Beschwerden über die Desinfektion beim Wundliegen bis hin zu Erkältungssalben. Bei hautempfindlichen Personen und bei Kindern ist aber Vorsicht geboten.

Achtung

Da Kampfer über die Schleimhäute und die Haut sehr gut aufgenommen wird, besteht Vergiftungsgefahr. In den USA und in Großbritannien wurden deshalb alle äußerlich anwendbaren Zubereitungen mit Kampfer vom Markt genommen. Symptome einer echten Kampfervergiftung sind: Atemstörungen, Verwirrtheitszustände und Krämpfe.

Rhabarberwurzel (Rhei radix)

Schon im 3. Jahrhundert vor Christus setzten die Chinesen den Medizinalrhabarber Rheum palmatum als Arzneimittel ein. Der zu den Knöterichgewächsen zählende Rhabarber ist eine Staude, die über 3 m hoch werden kann und einen kräftigen Wurzelstock mit vielen Nebenwurzeln und Knollen ausbildet. Auch in Europa wird Rhabarber angebaut, die Hauptlieferanten sind heute jedoch China, Indien und Pakistan.

Im Alter von 6 bis 10 Jahren sind die Rhabarberwurzelstöcke brauchbar für den medizinischen Einsatz.

Rhabarberwurzel in der Medizin

Die Rhabarberwurzel, auch Barbarawurzel, chinesischer Rhabarber oder echter Rhabarber genannt, wird in der Volksmedizin in kleineren Dosen oder als Tinktur zubereitet eingesetzt. Sie soll den Appetit und den Verdauungsapparat anregen und bei Magen- und Darmkatarrhen helfen. Wie auch bei Aloe und Senna verbietet sich die Anwendung von Rhabarberwurzel jedoch bei Darmverschluß, in der Schwangerschaft und in der Stillzeit.

Auch in der Homöopathie wird Rhabarber als Homöopathikum Rheum verwendet. Es wird gezielt eingesetzt, um übelriechende Durchfälle zu behandeln. Es entspricht dem homöopathischen Prinzip, eine Abführdroge als Stopfmittel zu verwenden, gemäß der Vorstellung, daß „Gleiches mit Gleichem" geheilt wird.

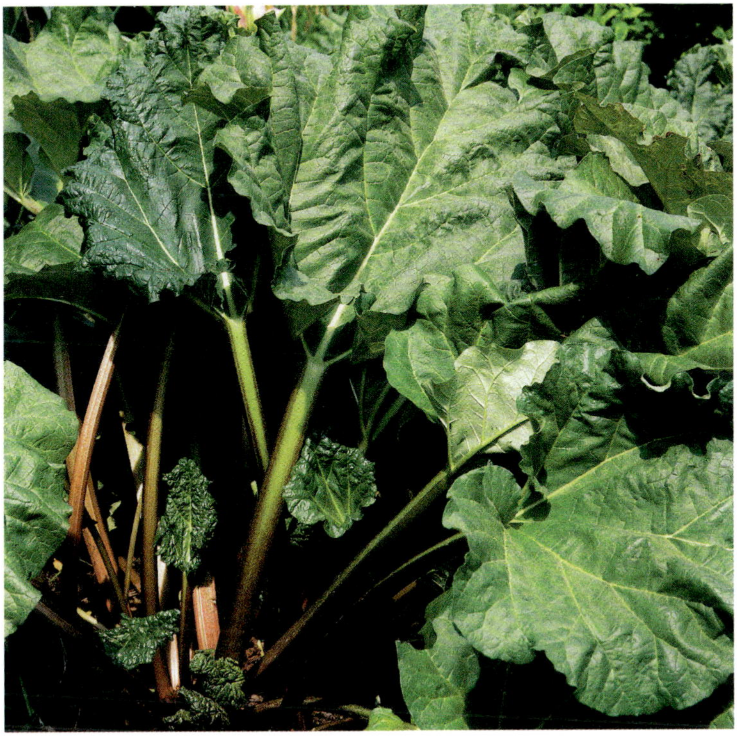

In Frankreich wird die Rhabarberwurzel beim schmerzhaften Zahnen der Kinder angewendet.

Pharmazeutisch wird hauptsächlich die zusammengesetzte Rhabarbertinktur genutzt, die im Britischen Arzneibuch dargestellt ist. Es existieren aber auch alte Rezepturen aus dem Deutschen Arzneibuch Nr. 6, wie zum Beispiel der Rhabarbersirup oder die wässrige Rhabarbertinktur.

In Asien, vor allem in China und Tibet, wird in der traditionellen Heilkunde die Rhabarberwurzel zudem bei Gelbsucht, Augenbeschwerden und geschwollenem Rachen eingesetzt. Auch Geschwüre im Darmbereich, Blutungen der oberen Verdauungswege sowie Unterleibsschmerzen, Hautgeschwüre, Sturz- und Schlagverletzungen werden mit ihr behandelt.

In Indonesien werden die Rhabarberwurzeln sogar zur Behandlung von Malaria und tropischem Husten verwendet.

In der Getränkeindustrie wird der bittere Geschmack der Rhabarberwurzel zur Herstellung von Likören und nichtalkoholischen Getränken genutzt. Auch Backwaren, Süß- und Nachspeisen gibt der Rhabarber Geschmack.

Heilpflanzen sammeln und aufbewahren

Heilpflanzen sammeln kann eine schöne Beschäftigung sein. Doch einfach raus ins Grüne gehen und sehen, was sich dort finden läßt, ist sicherlich nicht der richtige Weg. Bevor Sie sich auf die Suche begeben, sollten Sie einige Punkte beachten.

Jede Pflanze hat ihren ganz speziellen Lebensraum. Während es die einen feucht und schattig mögen, brauchen die anderen viel Sonne und kommen mit weniger Wasser klar. Manche Pflanzen gedeihen nur auf nährstoffreichen Böden, andere sind gerade auf kärglichem, nährstoffarmem Boden anzutreffen. Vor dem Sammeln sollte man sich also zunächst genau informieren, wo die gesuchte Pflanze wächst. Prinzipiell wird nur gesammelt, was man kennt oder sicher bestimmen kann. Bleibt auch nur ein kleines Fragezeichen bei der Bestimmung, dann Finger weg, und zunächst einen Fachmann fragen. Ganz klar muß sein: In Naturschutzgebieten dürfen keine Pflanzen gesammelt werden, und es gibt auch außerhalb der Naturschutzgebiete geschützte Pflanzen, die man an Ort und Stelle belassen muß.

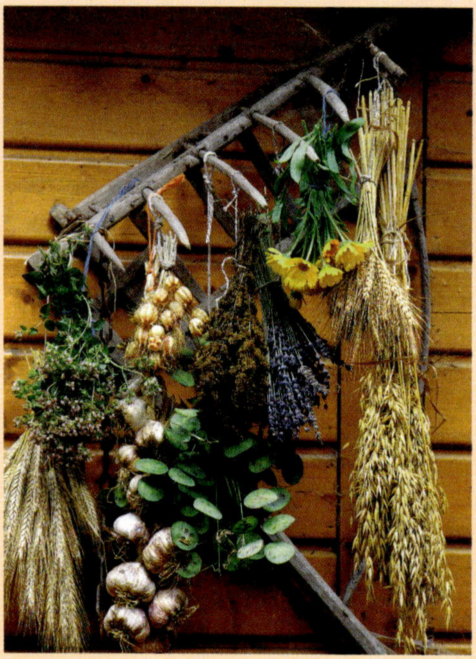

Richtig Sammeln

Grundvoraussetzung ist, Sie wissen, wie die Pflanzen aussehen. Sind Sie sich noch nicht ganz sicher, dann nehmen Sie auf alle Fälle ein Bestimmungsbuch mit, oder noch besser, besuchen Sie vorab bei einem Fachmann einen Bestimmungskurs.

Richtig Pflanzen sammeln ist eine Betätigung, die Spaß macht, aber auch zum verantwortungsvollen Umgang mit der Natur mahnt. Wurzeln, auch wenn sie die begehrten Wirkstoffe enthalten, sollte man nicht ausgraben, sondern in der Apotheke kaufen. Denn sind die Wurzeln weg, dann ist auch die Pflanze weg und ihr Bestand auf Dauer gefährdet. Wenn Sie an einer Stelle auf nur wenige der gesuchten Heilpflanzen treffen, lassen Sie diese stehen. Es gibt sicher noch andere Plätze mit mehr Exemplaren. Und überlegen Sie genau, wieviel Sie brauchen, denn die gesammelten Pflanzen können bei langer Lagerung ihre Wirkung verändern oder auch verlieren. Deshalb ist es ratsam, immer nur das zu sammeln, was innerhalb eines Jahres aufgebraucht werden kann.

Die Pflanzen stehen natürlich jeden Tag im Grünen, sammeln sollte man sie aber hauptsächlich an schönen Tagen und möglichst dann, wenn sich der Morgentau von Blüten und Blättern schon verzogen hat und sie trocken sind. Bei nassen Pflanzen besteht nämlich die Gefahr, daß sie schimmeln. Als Tageszeit für das Sammeln bieten sich daher der Vormittag oder der frühe Abend an.

Abgesehen von der Tageszeit und der Trockenheit: Heilpflanzen werden dann gesammelt, wenn ihr Wirkstoffgehalt am größten ist. Je nach Pflanze und Pflanzenteil ist dies zu recht unterschiedlichen Zeiten der Fall. Als Faustregel für das Sammeln der Pflanzenorgane gilt:

- Sprosse im Herbst,
- Knospen im Frühling,

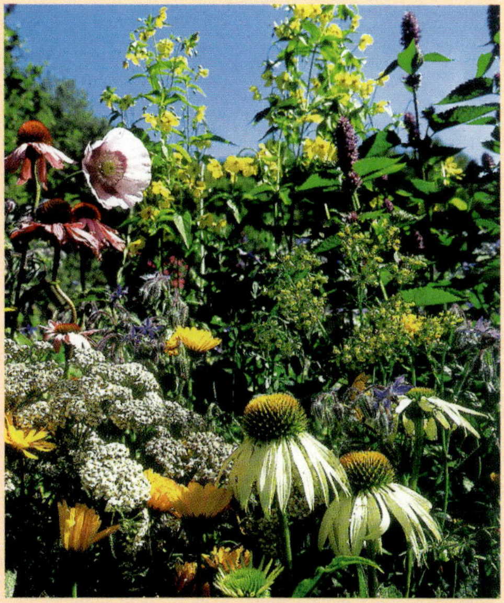

- Blätter vor dem Aufblühen der Pflanze,
- Blüten und blühende Sproßspitzen zu Beginn der Blütezeit sammeln.
- Früchte müssen reif sein. Samen erst herauslösen, wenn die Pflanze am Austrocknen ist.
- Wurzeln außerhalb der Vegetationsperiode, im Herbst oder Frühling sammeln,
- Rinde kann das ganze Jahr über gesammelt werden.

Zum Sammeln braucht es nicht viel. Ein gutes Bestimmungsbuch, ein gutes Messer, Bindfaden, einen Weidenflechtkorb oder auch eine hölzerne Kiste, und alle Utensilien sind beisammen. Was als Strauß oder

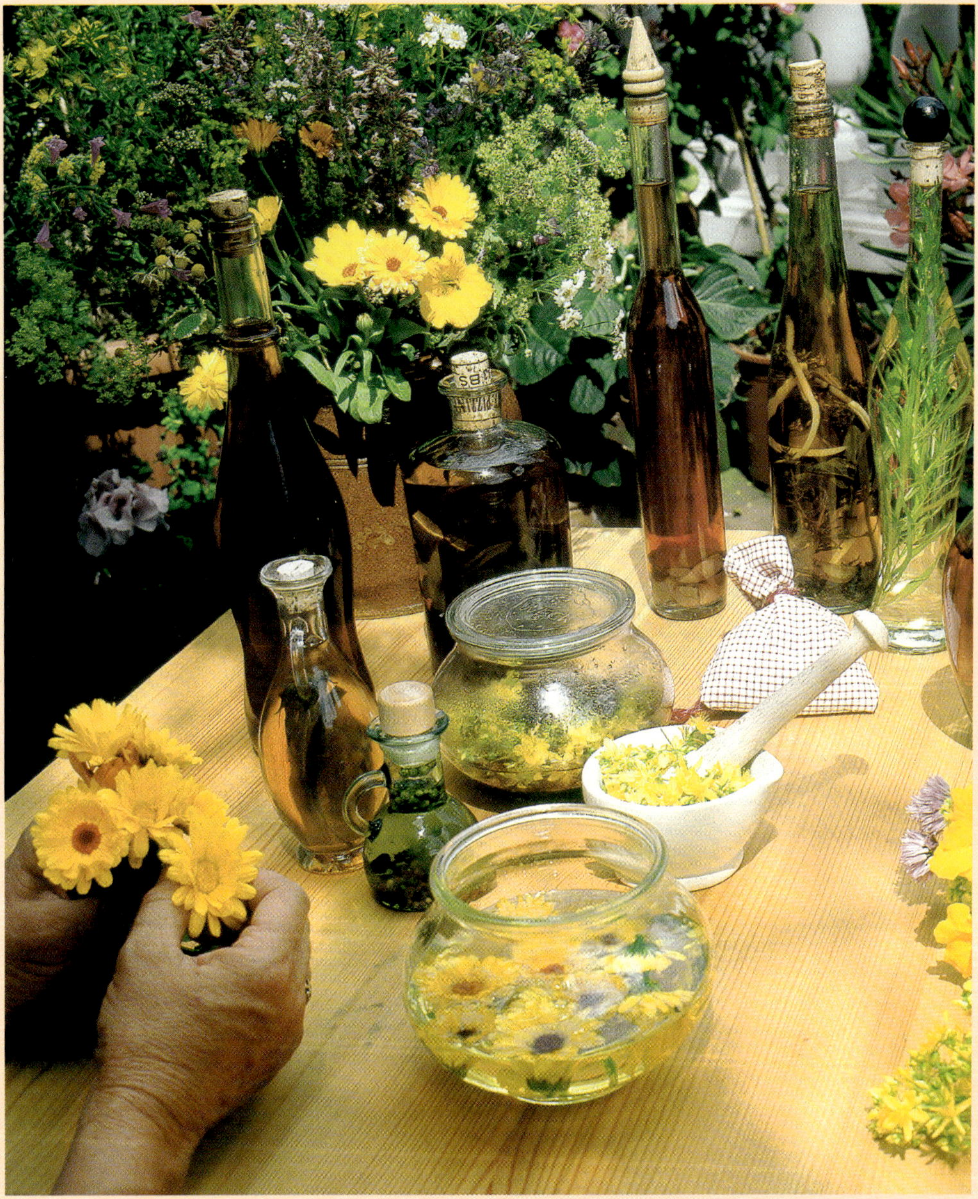

Bund gesammelt wird, kann mit dem Bindfaden an der Basis als Büschel zusammengebunden werden. Dabei aber nicht die Pflanzen vermischen, immer nur gleiche Pflanzen zusammenbinden.

Schon während des Sammelns kann der Korb mit den Pflanzen ab und an in die Sonne gestellt werden. So wird verhindert, daß die Pflanze verdirbt. Vorsicht ist jedoch bei Pflanzen geboten, die flüchtige Stoffe enthalten. Stehen sie zu lange in der Sonne, dann können sie einen Großteil ihrer Wirkstoffe verlieren. Zum richtigen Trocknen kommen dann alle Pflanzen an einen schattigen, gut durchlüfteten Ort.

Richtig Trocknen

Bevor Sie mit dem Sammeln beginnen, überlegen Sie sich, was zum geeigneten Trockenraum werden kann. Dachboden und Scheune bieten sich an, wenn sie trocken und gut durchlüftet sind. Gibt es direkte Sonneneinstrahlung auf die Pflanzen, dann sollten diese mit einem Tuch abgedeckt werden, oder noch besser: ein Vorhang hält die Sonnenstrahlen ab. Zur Vorbereitung zählt: Durch den Raum eine Schnur spannen, Trockenrahmen mit Jute oder einem Tuch auslegen und saubere Schachteln vorbereiten. Eigentlich sollten nur saubere Pflanzen gesammelt werden. Sind sie aber doch etwas verdreckt, dann wäscht man sie vor dem Trocknen vorsichtig mit Wasser ab. Wurzeln müssen immer sorgfältig geputzt und gewaschen werden. Im frischen Zustand in Stücke geschnitten, trocknen sie schneller und können später auch besser verarbeitet werden. Stengel und Äste werden gebündelt und mit den Spitzen nach unten an der gespannten Schnur aufgehängt. Blätter, Blüten und Wurzelstücke werden getrennt auf den Trockenrahmen ausgebreitet, so daß sie auch von unten gut durchlüftet werden können. Die Beeren kommen in die Pappschachtel und werden täglich einmal gut durchgeschüttelt.

Durch das Trocknen verlieren die Pflanzen zwischen 10 und 50 Prozent Wasser, im frischen Zustand enthalten Landpflanzen etwa 75 bis 85 Prozent. Je nach enthaltener Wassermenge dauert es daher länger, bis die Pflanzen getrocknet sind. Eine wichtige Rolle spielt aber auch, wie sich die Pflanze gegenüber Austrocknung verhält. So brauchen Blüten, Blätter und Samen Temperaturen zwischen 21 °C und 33 °C, Wurzeln bis zur 60 °C. Bei guter Durchlüftung kann die Trockenzeit eine oder auch 3 bis 4 Wochen andauern. Richtig getrocknet ist das Pflanzenmaterial dann, wenn die Blätter und Blüten fest und hart sind.

Richtig Aufbewahren

Aufbewahren der getrockneten Heilpflanzenteile bedeutet, sie vor Luft, Licht, Feuchtigkeit und Staub zu schützen. Verschließbare Blechschachteln, Einweckgläser und Papiertüten, die keine Luft durchlassen, leisten hierbei gute Dienste. Plastiksäcke sind weniger geeignet. Und ganz wichtig: Wer sammelt, der muß auch richtig beschriften und datieren. Alle Aufbewahrungstüten und -schachteln werden mit einem Klebestreifen versehen, auf dem der Inhalt und das genaue Sammeldatum stehen. So haben Sie lange Freude und wissen immer, was in Ihrem Küchenregal steht.

Alternative zum Sammeln

Die bequemste Alternative ist natürlich der Weg zur Apotheke. Wer beim Pflanzenbestimmen nicht sicher ist, sich aber trotzdem einen selbst getrockneten Heilpflanzenvorrat zulegen möchte, der kann es mit einem kleinen Kräutergarten versuchen. Zwar eignen sich nicht alle Heilpflanzen, um sie im Garten auszusähen, aber einige bieten sich an, wie zum Beispiel Gartenkerbel, Winterzwiebel, Estragon, Gartenmajoran, Echter Salbei, Petersilie, Echter Thymian, Römische Kamille, Echte Pfefferminze, Melisse, Artischocke und Basilikum.

Sammeln – was und zu welcher Zeit

Heilpflanze	Verwendete Pflanzenteile	Sammelzeit
Anis	Früchte	Juli bis August
Arnika	Blüten	Juni bis Juli
Bärentraube	Blätter	Mai bis Juni, Herbst
Baldrian	Wurzel	September bis Oktober
Birke	Blätter	Mai bis Juni
Brennessel	Kraut	Mai bis Juni
Ehrenpreis	blühendes Kraut	Mai bis Juni
Eibisch	Blätter	Mai bis Juni
	Blüten	Juni bis August
	Wurzeln	Oktober bis November
Eiche	Rinde	März bis April

Heilpflanze	**Verwendete Pflanzenteile**	**Sammelzeit**
Erdrauch	blühendes Kraut	Juni bis Juli
Fenchel	Früchte	September bis Oktober
Heidelbeere	Früchte	Sommer / Herbst
Herzgespann	blühendes Kraut	Juni bis August
Holunder	Blüten	Juni bis Juli
Hopfen	weiblicher Blütenstand	August bis September
Johanniskraut	blühendes Kraut	Juli bis August
Kamille	Blüten	Mai bis Juni
Linde	Blüten	Juni bis Juli
Löwenzahn	Pflanze ohne Blüten	April bis Mai
	Blätter	April bis August
	Wurzel und Kraut	März bis Mai
Lungenkraut	blühendes Kraut	März bis Mai
Malve	Blüten	Juli bis August
Melisse	Blätter	Juni bis Juli
Mistel	Kraut	März bis April
Pappel	Knospen	März bis April
Petersilie	Blätter	Mai bis November
	Wurzeln und Samen	Oktober
Ringelblume	Zungenblüten	Juni bis August
Salbei	Blätter	Mai bis Juni
Schachtelhalm	Kraut	Juni bis Juli
Schafgarbe	Kraut	Juni bis September
Spitzwegerich	Kraut	Mai bis Juni
Tausendgüldenkr.	blühendes Kraut	Juni bis September
Tormentill	Wurzelstock	März – April / Sept. – Okt.
Veilchen	blühendes Kraut	März bis April
Weißdorn	Blüten und Blätter	Mai bis Juli
	Früchte	September bis Oktober

Achtung

Die Rhabarberwurzel enthält, wie Sennesblätter und Aloe, ein komplexes Gemisch verschiedener sogenannter Anthrachinone bzw. Anthranoide, die stark abführend wirken. Solche Stoffe sollten nicht über einen längeren Zeitraum und nicht ohne ärztlichen Rat eingenommen werden. Bitte beachten Sie die Hinweise bei Aloe (Seite 26).
In den Rhabarberwurzeln sind auch Gerbstoffe enthalten. Ist der Gerbstoffanteil besonders hoch, so kann die abführende Wirkung kompensiert werden, zum Teil kann es sogar zur Verstopfung kommen.

Zitwerwurzel (Curcuma zedoaria)

Zur Familie der Ingwergewächse zählt der in Indien und Sri Lanka in Kulturen angepflanzte Zitwerstrauch. Geerntet und verarbeitet wird die harte, nur einen Durchmesser von ca. 4 cm erreichende kleine Wurzel. Aus der frischen Wurzel wird in Indien, Bangladesch, Sri Lanka und China Stärke gewonnen, das sogenannte Shotimehl. Zu Brei verarbeitet dient es der Ernährung von Kindern und Kranken.

Zitwer wird in kleinen Mengen als Küchengewürz gebraucht und ist manchmal in Currypulver enthalten.

Zitwer in Medizin und Lebensmitteln

Vor allem um die Gallentätigkeit anzuregen und um überschüssige Magensäure zu binden, wird die Zitwerwurzel eingesetzt. Sie wirkt aber auch krampflösend; außerdem konnte festgestellt werden, daß sie, vor allem auf Pilze hemmend wirkt, die sich im Darm ausbreiten können und die normale Darmflora stören.

Zitwer wird wegen seiner geschmacklichen Komponenten – sie erinnern an Kampfer – auch zur Aromatisierung in der Likörindustrie verwendet.

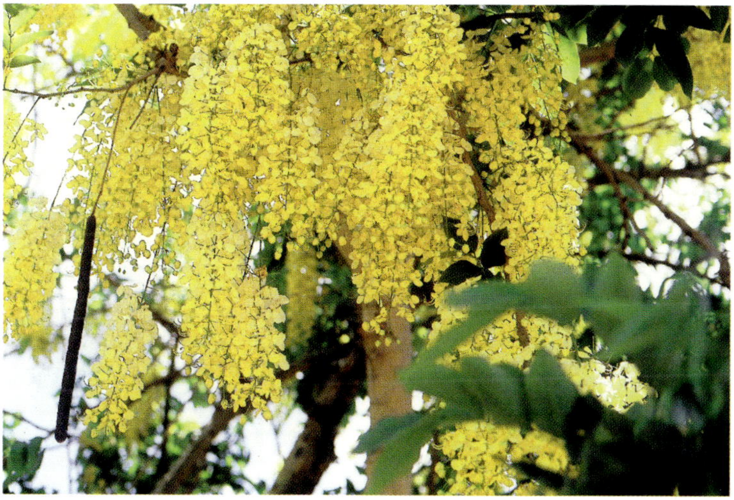

Der Mannabaum wird vor allem auf Sizilien zusammen mit Oliven- und Kastanienbäumen angebaut.Der Saft aus dem Stamm wird als leichtes Abführmittel gebraucht.

Manna

Himmelsbrot, Himmelstau, Judenbrot oder auch Stengelmanna wird der getrocknete, süße Saft der Manna-Esche genannt. Fraxinus ornus gehört zu den Ölbaumgewächsen, wird bis zu 10 Meter hoch und ist auf Sizilien beheimatet. Wird in die Rinde von Ästen oder Stamm eingeschnitten, dann tritt der Saft aus, der aufgefangen und an der Luft getrocknet schnell eindickt.

Für den pharmazeutischen Gebrauch ist nur Manna canellata, die sogenannte Stengelmanna, zugelassen. Diese Sorte hat zwei Nebensorten, die im Handel erhältlich sind. Bei Manna infragmentes handelt es sich um sehr kleine formlose Stückchen von Manna canellata. Die ovalen, tränenförmige Stücke der Manna inlacrimis sind sehr selten, da sie vom Baum ausgeschwitzt wurden.

Manna ist wertvoll und sehr schwierig zu gewinnen. Daher sind Fälschungen und Verwechslungen an der Tagesordnung. Fälschungen werden vor allem mit Stärke, Mehl und Honig oder mit fein gepulvertem Süßholz sowie Stärkezucker hergestellt.

Manna in der Medizin

Manna enthält den Zuckeralkohol Mannitol, der leicht abführend wirkt. Daher wird es oft bei Verstopfungen oder Erkrankungen angewendet, bei denen eine erleichterte Darmentleerung gewünscht

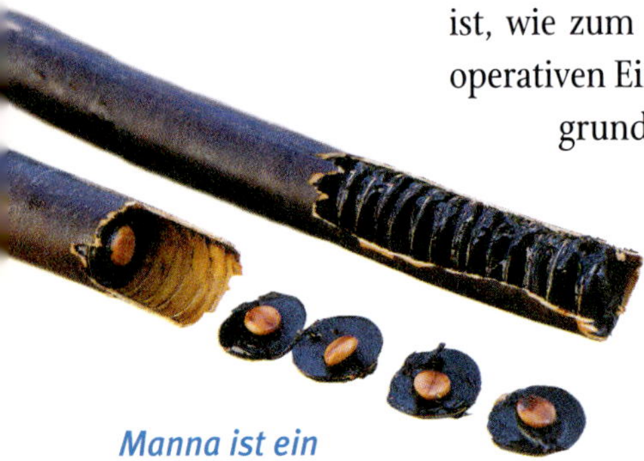

Manna ist ein bekanntes und beliebtes Abführmittel.

ist, wie zum Beispiel bei Hämorrhoiden oder nach rectal-analen operativen Eingriffen. Auch in der Kinderheilpraxis ist Manna aufgrund seiner nur leicht abführenden Wirkung ein sehr beliebtes Abführmittel. Manna enthält bis zu 90 Prozent Mannit, Glukose, Fructose und andere Zucker, aber auch Harz, Schleim und ein Glykosid (Fraxin).

Im Deutschen Arzneibuch Nummer Sechs ist die Zusammensetzung von Manna-Sirup aufgeführt, der aus,10 % Manna, 2 % Alkohol, 33 % Wasser und 55 % Zucker besteht.

Bibernelle (Pimpinella saxifraga)

Den alten Griechen und Römern war die Bibernelle nicht bekannt, denn sie kam damals im Gebiet des griechisch-römischen Reiches nicht vor. Sie wird in einer alten Schrift aus dem Jahre 1588 zum erstenmal erwähnt.

Die auch unter dem Namen Weiße Deutsche Theriakwurzel bekannte Pflanze ist nicht unbedingt zwingender Bestandteil in den Schwedenkräuter- Rezepturen. Meistens wird der hier sehr schwer erhältliche venezianische Theriak verwendet.

Die deutsche Bibernelle ist in fast ganz Europa zu finden, vor allem in Griechenland. Sie wächst auf trockenen, mageren Wiesen, vor allem auch auf Schutthalden und steinigen Abhängen. Ihre ätherischen Öle zeigen aber keinerlei aufregende Wirkungen im Bereich der Entschlackung oder der Verdauungsförderung, und so ist über diese Pflanze recht wenig zu berichten.

Hin und wieder findet sich in älteren Rezepturen auch eine andere Pflanze, die sich oft hinter dem Begriff Theriak verbergen kann. Dies ist, botanisch exakt bezeichnet, Teucrium scordium, auch bekannt als Knoblauchgamander oder Wachenknoblauch. Im Französischen wird er auch Theriak d'Angleterre genannt.

Das bei uns relativ unbekannte, knoblauchähnlich riechende Kraut wird in der Voksmedizin zur Behandlung von Eiterungen und Entzündungen eingesetzt, aber auch bei Bronchialerkrankungen, Durchfall oder Darmparasiten sowie bei fieberhaften Erkrankungen verwendet. Die Inhaltsstoffe dieses Krautes sind sehr komplex aufgebaut. Ganz im Sinne zur Verwendung in einem Schwedenkräuter-Rezept wird es in der volkstümlichen Anwendung sowohl innerlich als Tee, wie auch äußerlich eingesetzt.

Eberwurz (Carlinae radix)

In alten Schwedenkräuterrezepturen taucht sie immer wieder auf, die Eberwurz. Im Volksmund heißt sie auch Karlsdistel, Silberdistelwurz sowie Weiße Roßwurzel oder Wurzel der wilden Artischocke. Die zur Familie der Korbblütengewäche zählende Pflanze ist in Mittel- und Südeuropa beheimatet. In Deutschland kommt sie nur sehr selten vor, steht unter Naturschutz und darf deshalb nicht gesammelt werden. Die Wurzeldroge schmeckt aromatisch, anfangs süßlich bitter, dann brennend scharf.

Die giftige Wurzel von Carlina gumifera gleicht in Geruch und Geschmack der Eberwurz.

Eberwurz in der Volksmedizin

Schon aus frühen Zeiten wird beschrieben, daß in Spanien Eberwurz-Abkochungen innerlich bei Gastritis, bei Erkältungen und bei Krankheiten, die mit Fieber einhergehen, angewendet wurden. Äußerlich eingesetzt brachten sie Linderung bei Hautproblemen, wurden zum Auswaschen von Wunden und bei äußerlichen Geschwüren benutzt.

In der wissenschaftlichen Literatur ist zu den Wirkungen der Eberwurz wenig gekannt, man weiß nur, daß das ätherische Öl auch noch in hohen Verdünnungen den Eitererreger Staphylococcus aureus, ein Bakterium, im Wachstum hemmen kann.

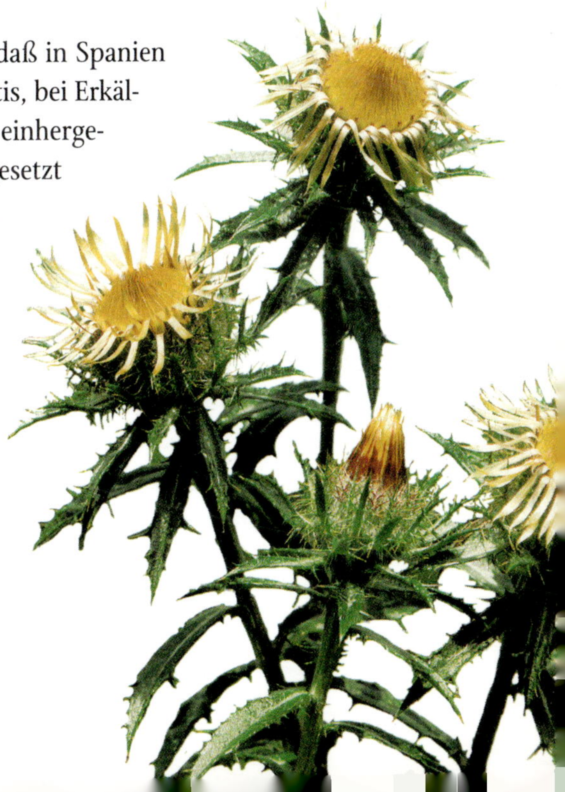

Überlieferte Zubereitungen für Eberwurz

Abkochung

Zwei Teelöffel der getrockneten Wurzel werden 10 Minuten lang in einer Tasse Wasser gekocht, dann läßt man sie eine halbe Stunde lang ziehen. Von diesem Sud trinkt man täglich 3 bis 4 Tassen zwischen den Mahlzeiten.

Tinktur

20 g der getrockneten und zerkleinerten Wurzel läßt man 10 Tage lang in 750 ml eines 60prozentigen Alkohols ziehen. Davon können dann 4- bis 5mal täglich 40 bis 50 Tropfen eingenommen werden.

Wein

Man läßt 50 g getrocknete Wurzel in einem Liter gutem, trockenem Weißwein mindestens 12 Tage lang ziehen. Dann siebt man die Wurzelteile ab und nimmt von dem Ansatz jeweils ein kleines Glas voll vor den Mahlzeiten zu sich.

Äußerliche Anwendung

Für die äußerliche Verwendung werden 30 g Wurzeln in einem Liter Wasser abgekocht und dann direkt nach der Herstellung verwendet.

Angelikawurzel (Angelicae radix)

Achtung: In der Familie der Doldengewächse gibt es sehr viele Giftpflanzen, mit denen die Engelwurz verwechselt werden kann.

Die Angelikawurzel hat sehr viele Namen. Unter anderem wird sie Brustwurz, Engelwurz, Erzengelwurz oder Angelikagiftwürze genannt und sogar Heiligenbitter oder Heiligenwurz. Auch in den aktuellen deutschen Arzneibüchern wird die Pflanze beschrieben. Sie zählt zur Familie der Doldengewächse, wächst bis zu zwei Meter

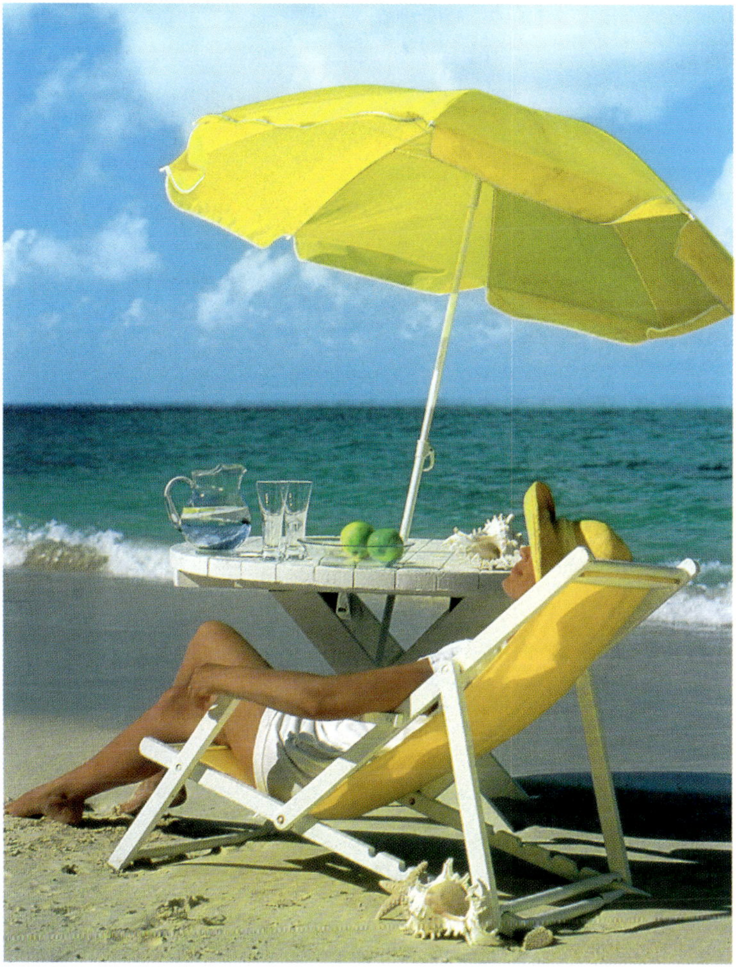

Furanocumarine steigern bei einigen Personen die Lichtempfindlichkeit der Haut. Auf ausgedehnte Sonnenbäder oder intensive UV-Bestrahlung sollte daher während der Einnahme von Angelikawurzel-Präparaten verzichtet werden. Auch für Personen mit Magen- und Darmgeschwüren ist die Angelikawurzel nicht geeignet.

hoch und stirbt nach einmaligem Blühen ab. Sie bevorzugt feuchte, schattige Standorte und wird überwiegend in Polen und Holland, seltener auch in Belgien, Deutschland oder Italien angebaut.

Angelikawurzel in Honig eingelegt soll ein gutes Kräftigungsmittel sein.

Angelikawurzel in der Volksmedizin und heute

Zubereitungen der Angelikawurzeln werden äußerlich eingesetzt, um als mildes Hautreizmittel die periphere Durchblutung anzure-

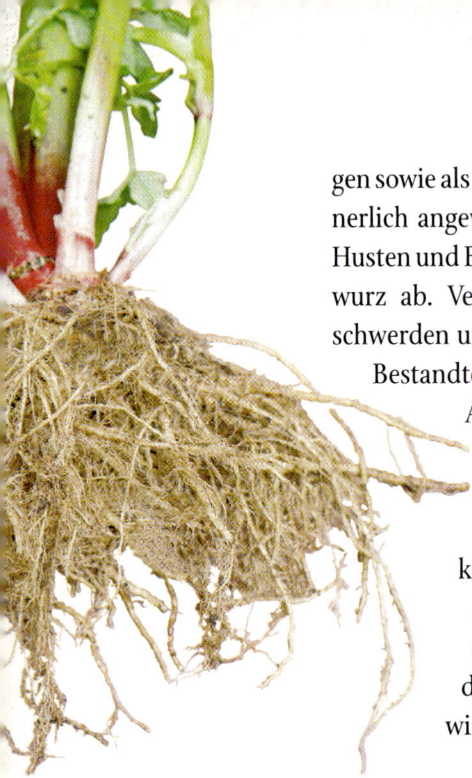

gen sowie als Badezusatz rheumatische Beschwerden zu lindern. Innerlich angewendet hilft die Wurzel, nach der Volksmedizin, bei Husten und Bronchitis. Daher leitet sich wohl auch ihr Name Brustwurz ab. Verwendet wird sie aber auch bei Menstruationsbeschwerden und nervöser Schlaflosigkeit. Zudem findet sie sich als Bestandteil einiger Teemischungen, die zur Behandlung von Appetitlosigkeit, Leber- und Gallenwegserkrankungen sowie bei Magen- und Darmbeschwerden eingesetzt werden.

Heutige Anwendungsgebiete sind Appetitlosigkeit, Völlegefühl, Blähungen sowie leichte krampfartige Magen- und Darmstörungen. Auch bei Magenbeschwerden, die zum Beispiel durch mangelnde Bildung von Verdauungssäften hervorgerufen werden, wird die Angelikawurzel eingesetzt.

Inhaltsstoffe der Angelikawurzel

Angelikawurzel enthält unter anderem geruchsaktive Cumarine sowie Furanocumarine. Cumarinhaltige Extrakte haben eine kalziumantagonistische Wirkung. Das bedeutet, sie verhindern den Kalziumeinstrom in die Zelle und wirken somit auf die Herztätigkeit und auf das zentrale Nervensystem beruhigend.

Angelikawurzel dient auch als Rohstoff für die Herstellung von Gewürzextrakten.

Was in kleiner Dosis eine durchaus sinnvolle Wirkung darstellt, kann bei Überdosierung aber sehr gefährlich werden. Bei einer Vergiftung mit Angelikawurzel kommt es zur Lähmung des Zentralen Nervensystems.

Im frischen Saft der Pflanze sind einige Stoffe enthalten, mit denen Sie auf keinen Fall in Berührung kommen sollten, da sie starke Hautreizungen hervorrufen. Tritt aus Schnitt- oder Bruchstellen frischer Pflanzensaft aus, ist daher Vorsicht geboten.

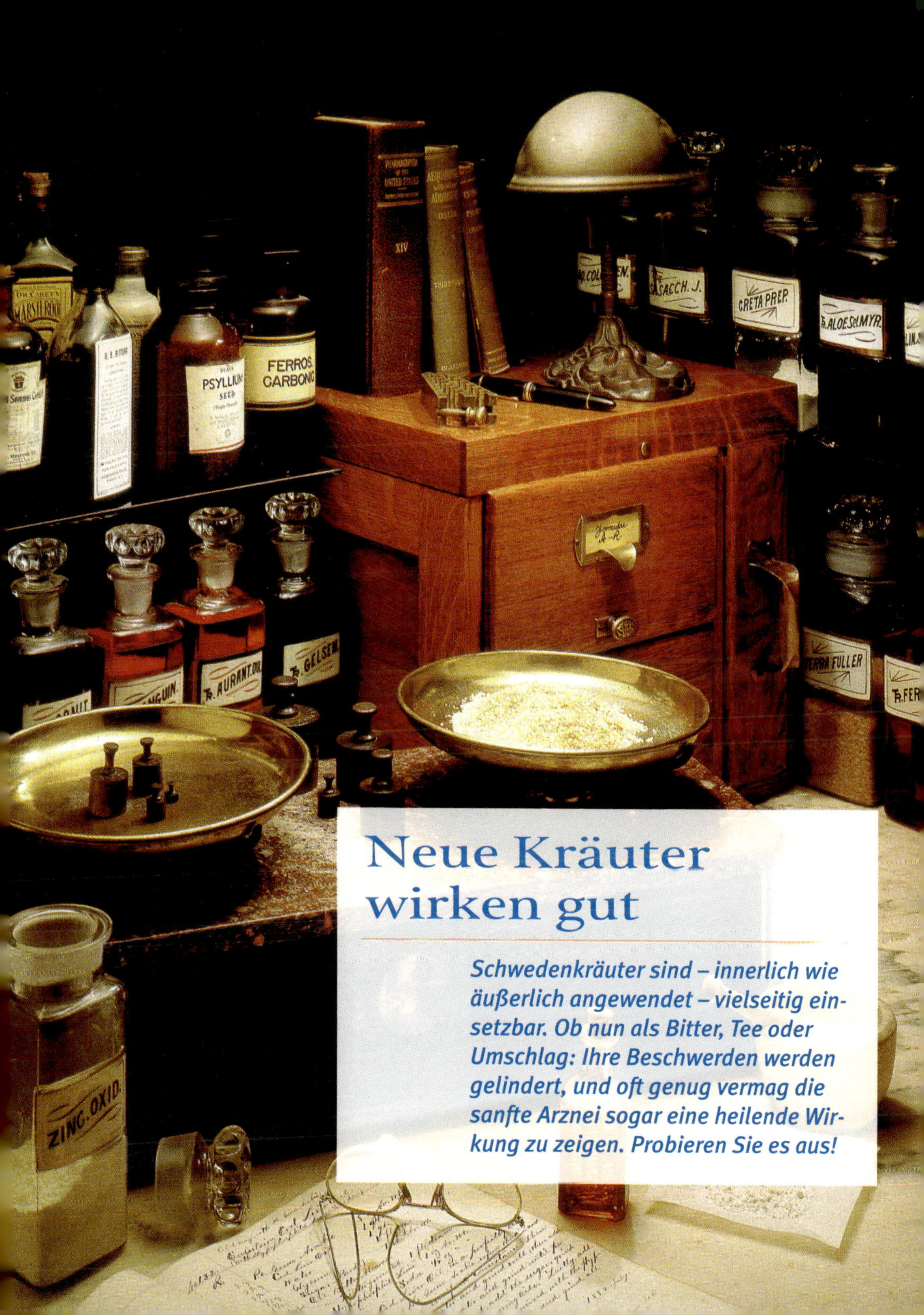

Neue Kräuter wirken gut

Schwedenkräuter sind – innerlich wie äußerlich angewendet – vielseitig einsetzbar. Ob nun als Bitter, Tee oder Umschlag: Ihre Beschwerden werden gelindert, und oft genug vermag die sanfte Arznei sogar eine heilende Wirkung zu zeigen. Probieren Sie es aus!

Der moderne Schwedenbitter

Völlig neu konzipiert ist die Grundrezeptur für den Schwedenkräutertrunk, der hier vorgestellt wird. Im Gegensatz zu den auf dem Markt befindlichen Schwedenkräutern kann er über lange Zeit verwendet werden, da er keine stark abführenden Stoffe enthält, die zur Gewöhnung führen können. Die auf modernsten Grundsätzen basierende Rezeptur regt Magen und Darm sanft an. Ganz nach Wunsch können Sie die elf Schwedenkräuter mit Alkohol ansetzen oder immer frisch als Tee abbrühen.

Grundrezeptur – Ansatz mit Alkohol

Schwedenkräuter können als Tee oder als alkoholischer Ansatz eingenommen werden.

Die Schwedenkräuter werden mit 1,5 bis 2 l eines 38- bis 40prozentigen Korn- oder Obstbranntweins in einer möglichst breithalsigen, sterilen, lichtdurchlässigen Flasche angesetzt. In der Sonne oder in Heizungsnähe bleiben die Flaschen 14 Tage stehen und werden täglich morgens und abends kurz aufgeschüttelt. Damit der Schwedenbitter einige Jahre lang hält, füllt man die sehr sorgfältig mit feinem Filterpapier abfiltrierte Flüssigkeit in kleinere, sterile, lichtgeschützte Flaschen um, verschließt diese gut und stellt sie an einen auch im Sommer möglichst kühlen Platz.

Von diesem Ansatz können Sie nun täglich einen Eßlöffel (oder ein kleines Likörglas) zu sich nehmen.

Grundrezeptur – Ansatz als Tee

Zur Teezubereitung geben Sie 1 g (etwa 1 TL) der Kräutermischung in eine große Tasse, übergießen sie mit 150 ml kochendem Wasser und lassen das ganze 10 Minuten lang ziehen. Nach dem Abseihen können Sie diesen Tee sofort trinken. Selbstverständlich können Sie nach Belieben mit Honig oder einem anderen Mittel süßen.

Grundrezeptur des modernen Schwedenbitter

15 g	Zitwerwurzel	5 g	Zimt
15 g	Löwenzahnwurzel	5 g	Anis
10 g	Enzianwurzel	15 g	Süßholzwurzel
5 g	Angelikawurzel	5 g	Safran
5 g	Pomeranzenschalen	15 g	Manna
5 g	Cardamom		

Grundrezeptur eines modernen, verdauungsfördernden, jedoch nicht stark abführenden Schwedenbitters

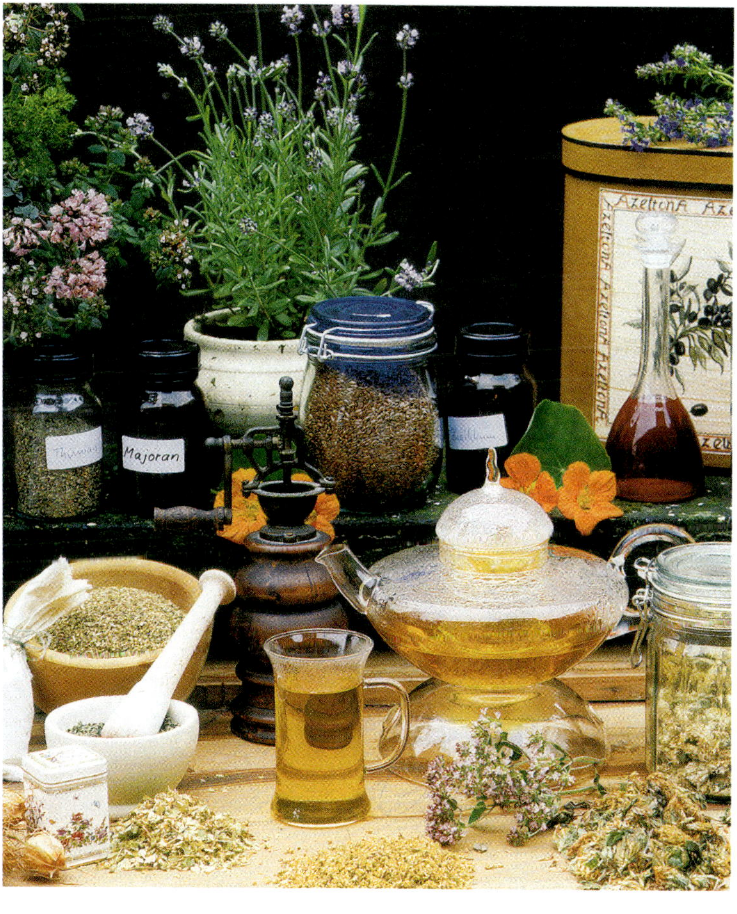

Ob Sie die Schwedenkräuter nun als Tee oder in einem alkoholischen Ansatz zubereiten, spielt keine Rolle. In jedem Fall werden Sie schon bald die wohltuende Wirkung der Kräutermischung spüren.

Wo Schwedenkräuter helfen – Rezepte für viele Beschwerden

Diese Rezepte können den Gang zum Hausarzt nicht ersetzen!

Ob nun zur Vorbeugung gegen Krankheiten, als Hausmittel um die Verdauung anzuregen oder als Getränk um allgemein zu mehr Wohlbefinden zu kommen, wird die Grundrezeptur des Schwedenbitters verwendet. In der alkoholischen Form sind dabei ein Eßlöffel pro Tag sinnvoll, als Tee bietet sich an, täglich eine große Tasse voll zu trinken. Um für die verschiedenen Beschwerden nun jeweils den ganz speziellen Schwedenbitter herzustellen, wird die Grundrezeptur mit den unterschiedlichsten Kräutermischungen kombiniert. Dabei ist immer auf die richtige mengenmäßige Zusammensetzung zu achten.

Von der Grundrezeptur zum Spezialrezept

Alkoholischer Ansatz

Ob Tee oder Alkohol, Sie haben die freie Wahl. Für Kinder und Personen mit Alkoholproblemen ist aber auf jeden Fall der Teeansatz angeraten.

Zwei Liter der Grundrezeptur gelten hierbei als 100 Teile. Wie in den jeweiligen Rezepten angegeben, kommen die Kräuter anteilsmäßig dazu. Dieser Ansatz wird dann weiter behandelt wie der alkoholische Ansatz der Grundrezeptur. Er bleibt 14 Tage lang in der Wärme stehen, wird täglich geschüttelt und nach dem sorgfältigen Abfiltrieren in kleinen, sterilen, lichtgeschützten Flaschen kühl gelagert.

Teezubereitung

Hierbei wird 1 kg der Grundrezeptur der Kräutermischung als 100 Teile genommen. Entsprechend den Mengenangaben werden die zusätzlichen Kräuter untergemischt. Aus dieser Mischung können Sie sich dann einen Tee abbrühen. Für eine große Tasse ist mit 1,5 g zu rechnen. Den Aufguß 10 Minuten ziehen lassen, abseihen und dann nach Bedarf süßen.

Angstzustände

50 Teile Grundrezeptur
10 Teile Hopfenblüten
10 Teile Baldrianwurzel
10 Teile Johanniskrautblüten
10 Teile Passionsblumenkraut
10 Teile Melissenblätter

In dieser Rezeptkombination wirkt vor allem das Johanniskraut angstlösend und hebt die allgemeine Grundstimmung. Die eher beruhigende Wirkung geht von Hopfen, Baldrian und der Passionsblume aus.

Der Rattenfänger aus Hameln soll mit Hilfe eines Baldrianzweiges die Ratten erfolgreich vertrieben haben.

Schon lange ist bekannt, daß Hopfen und Baldrian bei Schlafstörungen, Erregbarkeit, Hektik und Nervosität helfen können. Ein mit Hopfen gefülltes Kissen kann zum Beispiel auch zu einer besseren Nachtruhe beitragen.

Wegen seiner vielen heilenden Eigenschaften wurde Baldrian im Mittelalter in England „all heal" (Allesheiler) genannt. Neben seinem Einsatz in der Medizin wurde er aber auch als Gewürz und sogar als Parfüm verwendet. Sein starker, typischer Geruch wirkt jedoch sehr anziehend auf Katzen und Ratten.

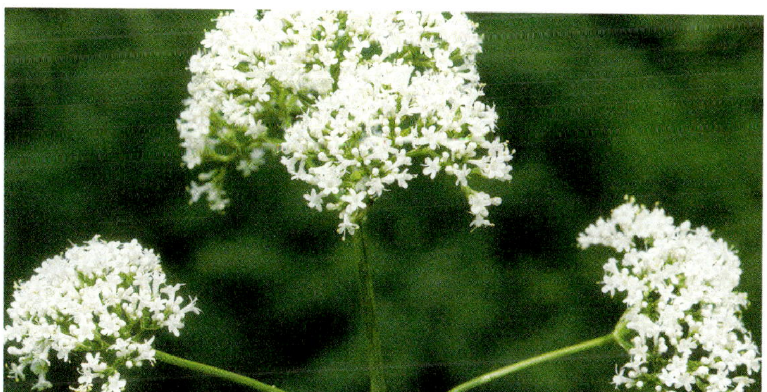

Die aus dem Baldrian gewonnenen Inhaltsstoffe sind hochwirksam gegen nervöse Beschwerden und Frauenleiden.

Merke

Regelmäßige Einnahme von Johanniskraut und relativ hohe Dosierung können zur sogenannten Photosensibilisierung führen. Dabei wird die Haut lichtempfindlich, und bei direkter Sonnenbestrahlung können unschöne Hauterscheinungen auftreten. Besonders hellhäutige Personen sind davon betroffen.

Um 1880 wurde der Quebrachobaum in Europa eingeführt.

Asthma

40 Teile Grundrezeptur
10 Teile Lungenkraut
20 Teile Malvenblüten
5 Teile Isländisch Moos
5 Teile Quebrachorinde

In Chile, Argentinien, Bolivien und Brasilien ist der Quebrachobaum heimisch. Schon vor dem 19. Jahrhundert hatte die Pflanze in Südamerika eine lange Tradition als fiebersenkendes Mittel. Ihre Inhaltsstoffe wirken aber auch auswurffördernd und in größeren Dosen brechreizerregend.

Lungenkraut und Malve enthalten viele Schleimstoffe und wirken daher reizlindernd.

Reizlindernd und schwach antimikrobiell wirkt das Isländische Moos. Obwohl als Moos bezeichnet, handelt es sich bei der Pflanze um eine Flechte. Sie wird bei Husten und Bronchitis eingesetzt und hat, da sie Bitterstoffe enthält, einen bitteren Geschmack.

Achtung

Bei Asthma kann diese Zubereitung keinesfalls notwendige Medikamente oder den Besuch beim Arzt ersetzen.

Blasen- und Harnwegentzündung

65 Teile Grundrezeptur
5 Teile Bärentraubenblätter
10 Teile Süßholzwurzel
10 Teile Schachtelhalmkraut
10 Teile Birkenblätter

Die Bärentraubenblätter sind bekannt für ihre Wirkung auf Blase und ableitende Harnwege. Schon im 17. und 18. Jahrhundert hatten sie einen festen Platz in der Volksmedizin. Ihre harndesinfizierende Eigenschaft kommt jedoch nur zur Wirkung, wenn der pH-Wert des Harns im basischen Bereich liegt. Dies erreicht man mit einer überwiegend vegetarischen Ernährung.

Der Stengel des Schachtelhalms wurde früher aufgrund seines hohen Anteils an Mineralien zum Glätten und Polieren von Holz und Metall verwendet.

Auch Birkenblätter und Schachtelhalm wirken leicht harntreibend und werden daher traditionsgemäß bei Harnwegsinfektionen sowie bei Nieren- und Blasensteinen verwendet. Während Birkenblätter auch noch bei Rheuma wirken, wird der Schachtelhalm äußerlich bei Wunden und Verbrennungen angewandt.

Als Lakritze ist uns allen die Süßholzwurzel wohl bekannt. Hier in dieser Rezeptur wird sie eingesetzt, um die Zubereitung geschmacklich zu verbessern und weil man um ihre schützende Wirkung auf die Schleimhaut des Magen-Darm-Traktes weiß. Zudem ist sie leicht krampflösend und kann daher bei Blasenentzündungen oder verwandten Beschwerden zur Linderung beitragen.

Bei eingeschränkter Herz- und Nierentätigkeit ist mit harntreibenden Mitteln Vorsicht geboten.

Achtung

Bärentraubenblätter wirken stark. Diese Mischung sollten Sie daher nicht länger als 4 bis 6 Wochen und nicht ohne ärztlichen Rat einnehmen. Für magenempfindliche Personen und Kinder ist es angeraten, die Bärentraubenblätter wegzulassen.

Durchfall

Zur Behandlung von Durchfall kann die Grundrezeptur nicht eingesetzt werden, da diese ja an sich schon eine abführende Wirkung hat. Für den Fall des Durchfalls wird daher eine völlig neue Rezeptur angegeben.

5	Teile	Eichenrinde
45	Teile	Kamillenblüten
45	Teile	Heidelbeerfrüchte, getrocknet
5	Teile	Tormentillwurzel

Die Eiche galt schon bei den Druiden als heiliger Baum und auch bei Griechen und Römern wird vieles über ihre Heilkraft berichtet. Zubereitungen aus Eichenrinde haben eine zusammenziehende und entzündungshemmende Wirkung und können daher Beschwerden bei akutem Durchfall lindern.

Die Kamillenblüten werden in vielerlei Anwendungen sowohl innerlich wie auch äußerlich gebraucht. Sie zeigen beruhigende und entzündungshemmende Eigenschaften.

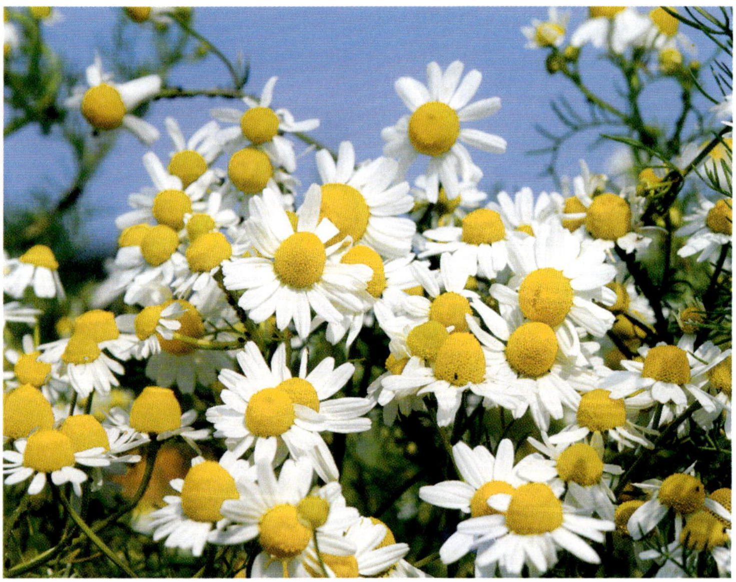

Äußerlich angewendete Eichenrinde

Als Spülung, Umschlag oder Badezusatz kann die Eichenrinde äußerlich angewendet werden bei entzündlichen Hauterkrankungen, bei Schleimhautentzündungen im Mund- und Rachenbereich sowie bei Entzündungen im Anal- und Genitalbereich.
Verwendet wird die im Frühjahr gesammelte und dann getrocknete Rinde von jungen Eichenzweigen und Stockausschlägen. Für Spülung und Umschlag kochen Sie 2 EL feingeschnittene Rinde mit 3 Tassen Wasser auf. Für den Badezusatz werden 5 g in einem Liter Wasser aufgekocht und dann in das Voll- oder Teilbad gegeben.

Die Kamille kann sogar das Wachstum anderer kranker Pflanzen fördern.

Nie wurde die Heilkraft der Kamille bestritten. In allen bekannten Kräuterbüchern ist sie als Allheilmittel beschrieben. Ihre Hauptwirkungen liegen im Bereich der Krampflösung und Schmerzstillung. Die in den Blüten enthaltenen ätherischen Öle, Bitterstoffe, Flavonoide und weitere Pflanzeninhaltsstoffe werden unter anderem bei Blähungen, Brechreiz und Verdauungsstörungen verwendet. Bekannt ist auch ihre Anwendung bei Entzündungen im Mund- und Rachenraum sowie bei Schnupfen.

Äußerlich angewendet kann die Kamille als Abkochung, Tinktur oder Tropfen bei Ekzemen, Wunden und Entzündungen wahre Wunder vollbringen.

Aufgrund ihrer durchfallhemmenden Inhaltsstoffe sind in der Rezeptur auch die Heidelbeere und die bei uns in der Volksmedizin weniger bekannte Tormentillwurzel enthalten. Sie wird auch als Blutwurz oder Ruhrwurz bezeichnet und bei Zahnschmerzen und Magenkrämpfen eingesetzt.

Wichtig bei den Heidelbeeren ist, daß sie getrocknet sind. Im frischen Zustand sind sie zwar gesund, da sie reich an Vitaminen sind, doch gegen Durchfall wirken sie nicht. Diese Wirkung kommt erst in der getrockneten Form durch die Gerbstoffe zur Geltung, die im Darm frei werden und den Magen nicht belasten.

Die Tormentillwurzerl hilft bei Entzündungen im Mund- und Rachenraum

Ekzeme/Akne

70 Teile Grundrezeptur
10 Teile Ringelblumenkraut
10 Teile Kamillenblüten
10 Teile Bittersüß

Die Legende besagt: Calendula blüht am ersten Tag eines jeden Monats.

Die in Europa heimische Ringelblume ist in Volks- und Schulmedizin alt bekannt und wird häufig verwendet. Viele Kräuterbücher empfahlen sie unter anderem zur Stärkung des Augenlichts oder um böse Gedanken zu vertreiben. Heute wird das Ringelblumenkraut eingesetzt bei Ekzemen, Furunkeln und Akne. Seine Wirksamkeit bei diesen Anwendungsgebieten ist aber nur aus Überlieferungen bekannt.

Zu den Nachtschattengewächsen zählen sowohl nahrhafte Pflanzen wie Kartoffel, Aubergine und Tomate, aber auch sehr giftige.

Auf die Heilwirkung der Kamillenblüten wurde schon hingewiesen. Hier soll aber nochmals ihre entzündungshemmende und antibakterielle Wirkung hervorgehoben werden.

Die bei uns als Bittersüß oder Bittersüßer Nachtschatten bekannte Pflanze gehört zu den Nachtschattengewächsen und kommt neben Europa in Nordafrika und im Nordosten der USA vor. Ihre heilenden Kräfte waren schon im Mittelalter bekannt. Aufgrund ihrer Giftigkeit sollten diese Pflanze und Zubereitungen daraus nur äußerlich bei Ekzemen, Furunkeln oder Akne angewendet werden. Für einen Umschlag oder eine Auflage mit Tüchern empfiehlt es sich, 1 bis 2 g in 1/4 l Wasser abzukochen.

Anwendung von Kamillenblüten

Für die äußere Anwendung wird eine Teezubereitung empfohlen: 2 EL getrocknete Kamillenblüten mit 1 1/8 Tassen heißem Wasser übergießen, 15 Minuten bedeckt ziehen lassen, dann abseihen.

Erkältungskrankheiten

40 Teile Grundrezeptur
25 Teile Salbeiblätter
25 Teile Lindenblüten
5 Teile Schafgarbenkraut
5 Teile Spitzwegerichkraut

In der Schwangerschaft ist Salbei tabu.

Das ätherische Öl der Salbeiblätter wirkt auf Bakterien, Pilze und einige Viren tödlich. Diesen Umstand nutzen wir bei unserem Erkältungstee. In der Schulmedizin wird Salbei auch wegen seiner zusammenziehenden Wirkung verwendet, so zum Beispiel bei Entzündungen der Mund- und Rachenschleimhaut. Da er im Magen-Darm-Bereich die Sekretion fördert, findet er auch Einsatz bei Verdauungsbeschwerden. In höherer Dosierung hemmt Salbei die Schweißdrüsensekretion und kann daher bei übermäßigem Schwitzen helfen.

Im Mittelalter glaubte man, daß der Salbei in Abhängigkeit von der Rentabilität eines Betriebes entweder gut gedieh oder verwelkte.

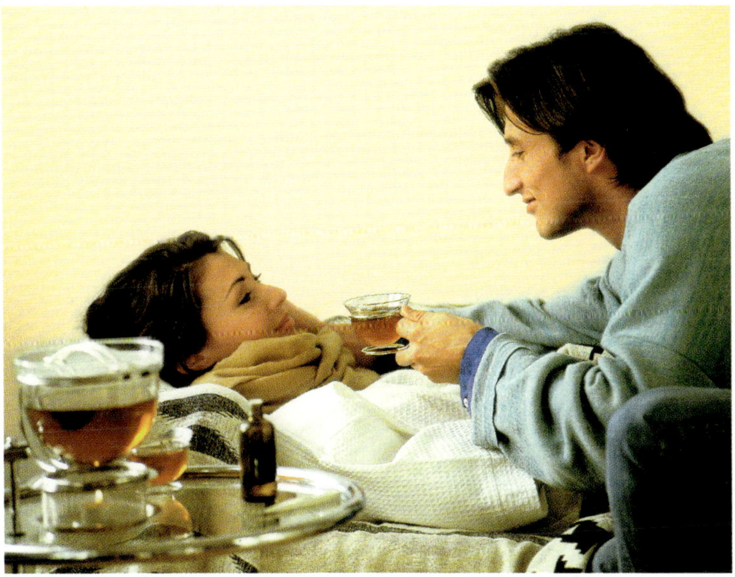

Salbeitee hilft bei Erkältungskrankheiten, da er die Ausbreitung der Bakterien hemmt.

Einem alten Aberglauben zufolge soll eine Schafgarbe, die nachts unter das Kopfkissen gelegt wird, Visionen des zukünftigen Ehemanns oder der zukünftigen Ehefrau bescheren.

Schon in alten Kräuterbüchern wird die Schafgarbe wegen ihrer Wirksamkeit bei der Wundbehandlung erwähnt, und ihre Anwendung bei Nasenbluten und gegen Kopfschmerzen. Heute wird sie hauptsächlich zur Förderung der Gallenproduktion und zur Krampflösung eingesetzt.

Spitzwegerich und Linde sind Pflanzen, die wahrscheinlich fast jeder mit Erkältungskrankheiten in Verbindung bringt und sei es wegen der Hustenbonbons. Das Kraut des Spitzwegerichs enthält antibakterielle Inhaltsstoffe, die zudem zusammenziehend wirken, und bei Fieber, Erkältungen und Bronchitis sowie bei Husten und Infektanfälligkeit helfen.

Lindenblüten lindern den Hustenreiz und stimulieren bei Husten und Bronchitis die Bildung eines dünnflüssigen, leicht abhustbaren Schleims. In höherer Dosierung wirken sie schweißtreibend und fördern daher gerade bei Erkältungskrankheiten die Bekämpfung der eingedrungenen Viren oder Bakterien.

Tip

Schafgarbe kann auch als Badezusatz bei Unterleibsbeschwerden der Frau oder bei Lebererkrankungen angewendet werden. Auf 20 l Wasser können Sie dabei bis zu 10 g Schafgarbenkraut geben.

Lindenholz ist das leichteste Holz überhaupt und wird von keinem Holzwurm befallen.

Lindenblüten aktivieren die Abwehrkräfte des Körpers und helfen so, Erkältungskrankheiten schneller zu überwinden. Daher bietet sich diese Rezeptur gerade dann an, wenn man im Winter einmal völlig durchgefroren und durchnässt nach Hause kommt oder in zugiger Umgebung warten mußte. Auch in Zeiten erhöhter Ansteckungsgefahr wirkt diese Mischung, regelmäßig getrunken, einer Erkältung vorbeugend entgegen. Auch bei Bronchitis ist diese Teemischung geeignet.

Erschöpfung/Schwächezustände

45 Teile Grundrezeptur
10 Teile Meisterwurz
25 Teile Ginsengwurzelpulver
15 Teile Veilchenblüten
5 Teile Wassernabelkraut

Schon Homer und Virgil benutzten Veilchen, um Ärger zu besänftigen.

Bei dieser Mischung wird die bekannte und in der traditionellen chinesischen Medizin häufig eingesetzte stimulierende Wirkung der Ginsengwurzel genutzt. Ähnlich wirkt auch das aus Asien stammende Wassernabelkraut.

Veilchenblüten werden in der Volksmedizin bei Bronchitis, Bronchialasthma und Husten eingesetzt. Hier ist jedoch ihre harmonisierende Wirkung gefragt, die bei Spannungszuständen, Erschöpfung und Schwäche hilft.

Wassernabelkraut in Salben fördert bei Wunden und Verbrennungen den Heilungsprozeß.

Auch die Meisterwurz geht gegen Nervosität und Anspannung vor. Sie wirkt besonders bei nervösem Magen und leichten Formen von Verdauungsstörungen. Früher wurde sie zur Unterstützung des Geburtsvorganges beschrieben.

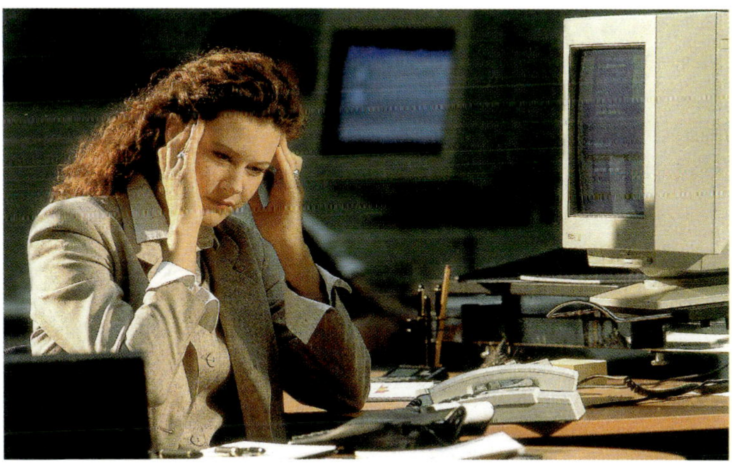

Wenn Ihnen alles zu viel ist und Sie sich matt und erschöpft fühlen, helfen Ihnen die Schwedenkräuter wieder auf die Beine.

Spargel war schon im alten Griechenland und in Rom zu Catos Zeiten sehr beliebt.

Fettsucht

50 Teile Grundrezeptur
10 Teile Erdrauchblätter
5 Teile Löwenzahnkraut
15 Teile Spargelwurzel
10 Teile Blasentang
10 Teile Petersilienwurzel

Achtung

Bei einer hormonell bedingten Fettsucht kann die angegebene Zubereitungsempfehlung selbstverständlich keine Hilfe schaffen. Hilfe, im Sinne einer Unterstützung, ist jedoch möglich bei allen anderen Arten von Fettsucht, die hauptsächlich von einer Ernährungsumstellung der Betroffenen abhängt.

Löwenzahnwurzel sollte nicht angewendet werden bei Verschluß der Gallenwege, Gallenblasenproblemen und Gallensteinen. Bei empfindlichen Menschen kann es wegen der Bitterstsoffe zur Magenreizung kommen.

Im Mittelalter wurde Erdrauch gegen Augenentzündungen eingesetzt, Anfang des 20. Jahrhunderts zur Blutreinigung. Heute wird die Pflanze wegen ihrer leicht krampflösenden Wirkung bei Beschwerden der Gallenwege und des Magen-Darm-Trakts eingesetzt, wie auch bei Schmerzen nach fettem Essen.

Frischer Löwenzahnsaft wirkt harntreibend, antirheumatisch und abführend. Die gemahlenen und wie Kaffee aufgebrühten Wurzeln fördern zudem die Magensaftsekretion und regen die Galle an.

Auch Spargelwurzel und Petersilienkraut werden hier wegen ihrer harntreibenden Wirkung eingesetzt. Bei entzündlichen Erkrankungen der ableitenden Harnwege kann mit ihrer Hilfe auch eine Durchspültherapie durchgeführt werden. Dabei ist aber immer auf eine ausreichende Flüssigkeitszufuhr zu achten. Bei entzündlichen Nierenerkrankungen, eingeschränkter Herz- oder Nierenfunktion und während der Schwangerschaft sollte allerdings auf eine Anwendung verzichtet werden.

Der Blasentang kommt vor allen in küstennahen Regionen des atlantischen Ozeans vor und enthält sehr viel Jod. Bei vernünftiger Dosierung kann der natürliche Jodgehalt wegen seiner Wirkung auf die Schilddrüse nahezu nebenwirkungsfrei zur Gewichtsreduktion eingesetzt werden. Treten Nervosität oder Zittern auf, ist das Produkt aber sofort abzusetzen und der Hausarzt zu befragen.

Aus Petersilie flochten die alten Griechen Kränze und schmückten damit ihre Gräber. Aber bei Tisch durfte dieses Kraut niemals verwendet werden, da es für das Reich der Toten als heilig galt und für Begräbnisriten reserviert war.

Frühjahrsmüdigkeit

Hier empfehlen wir die unter dem Kapitel Erschöpfung / Schwächezustände angegebene Kräutermischung (siehe Seite 59).

Gallenbeschwerden

60 Teile Grundrezeptur
15 Teile Schafgarbenkraut
10 Teile Löwenzahnkraut
10 Teile Tausendgüldenkraut
5 Teile Curcumawurzel

Das Schafgarbenkraut, schon bei den Erkältungskrankheiten näher beschrieben, wirkt auf die Gallenwege und regt die Galleproduktion an, wie auch Wurzel und Kraut des Löwenzahns, der zudem die Harnproduktion und Magensaftsekretion fördert.

Bis ins Mittelalter hinein ist das Tausendgüldenkraut als Heildroge bekannt. In vielen Kräuterbüchern wird die Pflanze mit dem außerordentlich bitteren Geschmack vor allem bei Schlangenbissen, Vergiftungen und Fieber beschrieben. Ihre Wirkung beruht hauptsächlich darauf, daß die Magensaftproduktion angeregt wird und damit auch der Gallenfluß. In vielen Mischungen wird sie daher bei Verdauungsstörungen eingesetzt.

Der Zentaur Chiron der griechischen Mythologie hat seine Wunden mit Tausendgüldenkraut behandelt.

Vor allem als Gewürz ist die Gelbwurz bekannt, die ursprünglich aus Südasien, China und Java stammt. Die Inhaltsstoffe ihres Wurzelstocks fördern den Gallenfluß und wirken entzündungshemmend. Daher wird Gelbwurz oft verordnet bei Verdauungsbeschwerden, Völlegefühl nach den Mahlzeiten und Blähungen. Das ätherische Öl kann bei längerem Gebrauch oder Überdosierung den Magen reizen. Nicht verwenden sollte man Gelbwurz bei Verschluß der Gallenwege und Gallensteinen.

Im Mittelalter wurde Gelbsucht mit der Gelbwurz behandelt, wahrscheinlich wegen der gelben Farbe.

Halsbeschwerden

40	Teile	Grundrezeptur
15	Teile	Eibischkraut
15	Teile	Holunderblüten
15	Teile	Salbeiblätter
15	Teile	Lindenblüten

Gekochter Eibisch galt bei den Römern als Delikatesse. Im Mittelalter sollte pro Tag ein Löffel von der Pflanze vor jeder Krankheit verschonen. Als Paste wurde Eibisch auf Verletzungen aufgebracht, um Entzündungen oder Infektionen zu verhindern.

Die Wirkung von Salbeiblättern und Lindenblüten wurde schon im Kapitel Erkältungskrankheiten beschrieben. Um den Halsbeschwerden richtig zu Leibe zu rücken, werden hier zusätzlich Holunderblüten und Eibischkraut verwendet.

Die Holunderblüten sind vor allem in Europa bekannt und werden dort in verschiedenen Bereichen verwendet. Ihre vielfältigen Inhaltsstoffe steigern die Bronchialsekretion und sind leicht schweißtreibend. In der Volksmedizin werden sie daher bei Husten und Bronchitis empfohlen, finden aber auch bei Halsbeschwerden Verwendung.

Auch der überall in Europa und im westlichen Asien vorkommende Eibisch wird bei Krankheiten eingesetzt. Wurzel und Blatt haben reizlindernde Eigenschaften, die bei Husten und Bronchitis helfen; er wird aber auch bei Hals- und Mandelbeschwerden verwendet. Zu beachten ist, daß eine Sirupzubereitung aus Eibisch die Aufnahme anderer eingenommener Arzneimittel verzögern kann.

Herz- / Kreislaufbeschwerden

70 Teile Grundrezeptur
10 Teile Hopfenblüten
10 Teile Weißdornblüten und -blätter
10 Teile Herzgespannkraut

Bei schweren Herzerkrankungen unbedingt Rücksprache mit dem behandelnden Arzt halten!

Wichtig

Herz- oder Kreislauferkrankungen, die medikamentös behandelt werden müssen, sind mit dieser Rezeptur nicht heilbar. Sie darf nur als unterstützende Zusatzmaßnahme gesehen werden.

Schon bei den Angstzuständen wurde auf die Wirkung von Hopfenblüten gesetzt. Hier sorgen sie, gerade bei nervösen Herzbeschwerden, für eine gewisse beruhigende Grundstimmung. Auf dieser Basis können dann die anderen Pflanzeninhaltsstoffe ihre herzspezifische Wirkung entfalten.

Blüten, Blätter und Früchte des Weißdorns enthalten Stoffe, die aufgrund ihrer gefäßerweiternden Wirkung vor allem bei Herzbeschwerden eingesetzt werden, um die Durchblutung des Herzens zu verbessern. Sie helfen somit bei Herzschwäche, Herzrhythmusstörungen und bei nervösen Herzbeschwerden. Da Weißdorn sehr mild wirkt, müssen für seine Anwendung mindestens sechs Wochen veranschlagt werden.

Weißdorn, Hagedorn oder Rotdorn wurde früher zur Abgrenzung von Ländereien oder Äckern gepflanzt.

Ähnlich wie Weißdorn wirkt auch das Herzgespannkraut beruhigend bei nervösen Herzbeschwerden. Die in verschiedenen Kräuterbüchern als wirksames Mittel gegen böse Geister dargestellte und beschriebene Pflanze wurde schon im Mittelalter gegen Verstimmung, zur Stärkung des Herzens und für ein fröhliches Gemüt eingesetzt.

Damit die Leistungen des Gehirns auch ab 40 nicht nachlassen, ist neben geistiger Anregung auch die Rezeptur mit Ginkgo hilfreich.

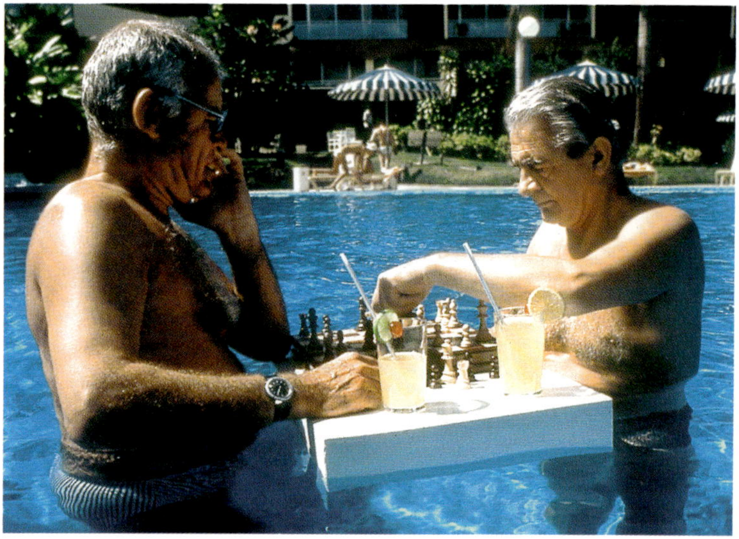

Um etwa 1730 kam der Ginkgobaum nach Europa. Er ist sehr resistent gegenüber Umweltgiften.

Hirnleistungsstörungen

80 Teile Grundrezeptur
20 Teile Ginkgoblätter

Der Ginkgo ist in China und Japan heimisch. Dort wurde er schon vor über 1000 Jahren medizinisch genutzt. Er wird auch japanischer Tempelbaum genannt, da er in allen Tempeln Japans angepflanzt wurde.

Erst in den vergangenen 25 Jahren wurde die Wirkung von Extrakten aus den Blättern des Ginkgobaumes auf die Durchblutung, vor allem in Hirnbereich, entdeckt und in zahlreichen Studien belegt. Heute sind Ginkgoblätter und ihre Extrakte die bekanntesten pflanzlichen Wirkstoffe bei Hirnleistungsstörungen. Auch in anderen Körperbereichen tragen sie zur Förderung der Durchblutung bei. Ihre wirksamen Bestandteile sollen die Membranen der Arterien und Venen stabilisieren und sogar die Blutdicke herabsetzen, so daß das Blut leichter fließen kann. Ginkgo wird daher bei allgemeinen Altersbeschwerden, Durchblutungsstörungen oder Hirnleistungsstörungen eingesetzt, die sowohl mit Ohrensausen und Schwindel einhergehen wie auch mit Kopfschmerzen, Konzentrationsstörungen und Gedächtnisschwäche.

Kopfschmerzen

Kopfschmerzen sind für die Betroffenen vor allem eines: lästig. So können niedergeschlagene Stimmung oder Angst ebenso zu Spannungskopfschmerzen führen wie Augenprobleme oder typische Fehlhaltungen, etwa beim Sitzen. Heftig ist die Migräne, die zumeist morgens beginnt und sich dann über Stunden oder sogar Tage hinziehen kann. Aber Kopfschmerzen können auch andere Ursachen haben: Sie können die Folge eines Unfalls sein, nach einem Infekt auftreten oder gar einen Hinweis auf ein Tumorwachstum geben. Bei lang anhaltenden Kopfschmerzen unklarer Herkunft sollten Sie unbedingt den Hausarzt aufsuchen. Sind die Kopfschmerzen wiederkehrend, jedoch nicht krankheitsbedingt, dann kann die folgende Mischung helfen und lindern.

Paracelsus glaubte, ganz in mittelalterlicher Tradition, daß Melisse als Allheilmittel auch Sterbende wieder gesund machen könne.

70 Teile Grundrezeptur
10 Teile Ehrenpreiskraut
10 Teile Melissenblätter
10 Teile Weidenrinde

In der Volksmedizin wird Ehrenpreiskraut oft als schleimlösendes Mittel verwendet und bei Beschwerden im Bereich der Atemwege eingesetzt. Es wird aber auch bei Gicht, rheumatischen Beschwerden und vor allem bei Bewegungsschmerzen angewendet.

Mild beruhigend, leicht krampflösend und hemmend auf Bakterien und Viren wirken die Blätter der Melisse. In der Volksmedizin werden sie bei Durch- und Einschlafstörungen sowie bei Erregbarkeit verwendet.

Generell als natürlicher Ursprung des heutigen Aspirin gilt die Weidenrinde, Salix alba. Ihr Inhaltsstoff Salicin wirkt schmerzstillend, hat aber auch fiebersenkende und entzündungshemmende Eigenschaften. In der Volksmedizin wird sie schon seit langem bei Rheuma, Gelenkschmerzen und anderen Schmerzen verwendet.

Ehrenpreiskraut wurde nach einem Botaniker des 18. Jahrhunderts namens Ehrenpreis benannt.

Krämpfe

60 Teile Grundrezeptur
10 Teile Anisfrüchte
10 Teile Basilikumkraut
10 Teile Korianderfrüchte
10 Teile Passionsblume

Vorsicht ist geboten bei einer Allergie gegen Anis.

Achtung

Akute Krämpfe kann die hier beschriebene Kräuterzubereitung nicht unterbinden, sie kann aber die Neigung zu Krämpfen durch ihre leicht krampflindernde Wirkung verringern. Oft entstehen Krämpfe, gerade auch die gefürchteten nächtlichen Wadenkrämpfe, wenn ein Magnesiummangel vorliegt. Diesen Mangel können Sie mit handelsüblichen Magnesiumpräparaten beheben, oder indem Sie mehr magnesiumhaltige Produkte, wie Vollkornbrot und Bananen, in Ihren Speiseplan aufnehmen.
Treten trotz Nahrungsumstellung und Kräuterzubereitung die Krämpfe häufig auf, dann sollten Sie unbedingt Ihren Hausarzt aufsuchen.

Schon im 16. Jahrhundert beschreibt ein Kräuterbuch die Wirkung von Koriander gegen das Antoniusfeuer, das durch eine Vergiftung mit dem Getreidepilz Mutterkorn hervorgerufen wird.

Durch ihre beruhigende Wirkung, die auch im Kapitel Angstzustände beschreiben ist, soll die Passionsblume dazu beitragen, die Krampfneigung generell etwas zu verringern.

Das ätherische Öl der Anisfrüchte wirkt leicht krampflösend und antibakteriell. Auch zur Beruhigung bei Magen- und Darmbeschwerden wird der als Gewürz bekannte und in Ägypten heimische Anis gerne eingesetzt. Antimikrobiell wirkt ein weiteres Gewürz in dieser Rezeptur, das Basilikum, der auch bei Verdauungsbeschwerden im Magen-Darm-Bereich verwendet wird.

Schon im Mittelalter wurde das Brotgewürz Koriander für vielfältige Anwendungen beschrieben. Das ätherische Öl in den Früchten stimuliert die Magensaftsekretion, wirkt daher appetitanregend und hat eine leicht entkrampfende Wirkung. In China ist vielfach noch heute der Glaube verbreitet, daß der Genuß von Koriander unsterblich macht.

Leberbeschwerden

60	Teile	Grundrezeptur
19	Teile	Löwenzahnkraut
10	Teile	Kamillenblüten
1	Teil	Berberitzenwurzelrinde
10	Teile	Mariendistelkraut

Überlieferungen besagen, daß die Berberitze Bestandteil der Dornenkrone Christi war.

Die leber- und gallenwirksamen Stoffe im Löwenzahnkraut und in der Kamillenblüte wurden schon bei den Kapiteln Fettsucht und Durchfall beschrieben. Neu in dieser Rezeptur sind das Mariendistelkraut und die Berberitzenwurzelrinde.

Löwenzahn ist im Frühjahr auf allen Wiesen zu finden.

Die in unseren Breiten bekannte Berberitze, auch Sauerdorn genannt, wächst in Europa, Nordafrika und in den gemäßigten Regionen Asiens. Hier kommt ihre Wurzelrinde zum Einsatz, die vor allem leber- und gallenwirksame Inhaltsstoffe enthält, wie zum Beispiel Berberin. Sie regen die Darmbewegung leicht an und steigern den Gallenfluß. In der Volksmedizin werden sie daher neben Leber- und Gallenproblemen hauptsächlich bei Verdauungsbeschwerden angewendet.

Die Früchte der Mariendistel enthalten den Wirkstoff Silimarin, der schützend bei Leberschädigungen wirkt und die Leberregeneration stimuliert.

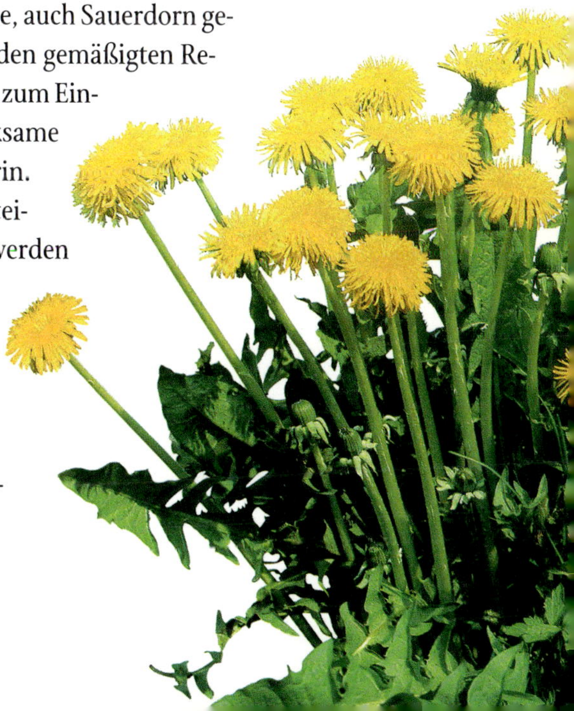

Magersucht

55 Teile Grundrezeptur
21 Teile Fenchelfrüchte
3 Teile Chinarinde
21 Teile Rosmarinblätter

Rosmarin wurde in Griechenland zum Symbol für Treue und Aufrichtigkeit eines Geliebten und wird bei Hochzeitszeremonien getragen. In Italien und Spanien gilt er als Mittel, um Böses abzuwenden. Zum Neuen Jahr wird deshalb eine mit Gewürznelken verzierte Orange verschenkt.

In den Bergregionen des tropischen Amerika ist die Chinarinde zu Hause, die 1640 nach Europa eingeführt wurde. Bis ins 18. Jahrhundert war sie den dortigen Botanikern jedoch unbekannt. Ihren Namen, Cinchona pubescens, verdankt sie wohl der Gräfin von Zinchona, die als eine der Ersten ihre medizinische Wirksamkeit beschrieb.

Chinarinde enthält diverse Bitterstoffe, wie zum Besipiel das bekannte Chinin. Diese steigern die Sekretion von Speichel und Magensaft und werden daher generell bei Appetitlosigkeit sowie anderen Magen-Darm-Beschwerden verwendet.

In der Schwangerschaft und bei Überempfindlichkeit gegen Chinin sollte die Chinarinde allerdings nicht eingesetzt werden. Auch bei Nichtallergikern können gelegentlich Hautallergien oder Fieber auftreten. Wichtig ist: Chinarinde kann die Wirkung blutverflüssigender Arzneimitteln verstärken. Solche Mittel werden bei vielen Herz-Kreislauf-Erkrankungen gegeben. In diesem Fall muß der behandelnde Arzt vor einer Einnahme gefragt werden.

Äußerliche Anwendung von Rosmarin

In der unterstützenden Badetherapie bei blutdruckabhängigen Kreislaufschwächen und rheumatischen Erkrankungen wird Rosmarin auch eingesetzt. Als Badezusatz wird empfohlen: 50 g Rosmarin auf einen Liter Wasser, heiß aufgießen und dann ins Voll- oder Sitzbad geben.

Der als Teegetränk und Gewürz bekannte Fenchel, Foeniculum vulgare, ist vor allem im Mittelmeerraum heimisch. In der Rezeptur wird seine entblähende und appetitfördernde Wirkung ausgenutzt. Krampflösend, hauptsächlich an der glatten Muskulatur des Organismus, wirken die im ätherischen Öl der Fenchelfrüchte enthaltenen Stoffe. Neben dem wildwachsenden Fenchel gibt es noch den süßen Fenchel, Foeniculum dulce, der sich jedoch nur im Geschmack, nicht groß in der Wirkung unterscheidet. Vor allem bei den Griechen hatte das mittelmeertypische Gewürz Rosmarin den Ruf, das Gedächtnis und die Hirnleistung zu verbessern. Rosmarinblätter zeigen eine leicht krampflösende Wirkung an den Gallenwegen und am Dünndarm und werden verwendet bei Appetitlosigkeit wie auch bei Kreislaufbeschwerden.

In Einzelfällen werden allergische Reaktionen auf Fenchel beschrieben.

Mundentzündungen

30 Teile Grundrezeptur
24 Teile Eichenrinde
23 Teile Salbeiblätter
23 Teile Kamillenblüten

Salbeiblätter und Kamillenblüten wirken entzündungshemmend, die Eichenrinde hat zusammenziehende Eigenschaften. (In den Kapiteln Erkältungskrankheiten und Durchfall steht mehr über die Wirkungsweise der einzelnen Pflanzen.)

Wenn Sie mit der Rezeptur gurgeln und den Mund- und Rachenraum ausspülen, können Sie sich Linderung verschaffen und den Heilungsprozeß unterstützen.

Werden zu dieser Mischung statt der Kamillenblüten 23 Teile Beifußtriebe zugegeben, erhält man eineTee- oder Gurgellösung, die bei starken Magen-Darm-Störungen üblen Mundgeruch und stinkende Durchfälle beseitigt, denn Beifuß wirkt fäulniswidrig und reinigend.

In der Volksmedizin wird Beifuß als wirksames Mittel gegen Epilepsie betrachtet.

Fertige Schwedenkräuterpräparate aus der Apotheke

„Gesundheit schmeckt bitter“, heißt es im Volksmund. Denn Bitterstoffe haben nicht nur die Eigenschaft, bitter zu schmecken, sie bewirken gleichwohl Appetitanregung und Verbesserung des Allgemeinbefindens. Analysiert man unsere heutige Nahrung, ist festzustellen, daß Salziges, Saures und Süßes vertreten ist, Bitterstoffe mit ihren gezielt verdauungsfördernden Eigenschaften aber fast völlig fehlen.

Bei Dr. Theiss Schwedenbitter Kräuterelixier, einem Phytopharmakon von hohem Stellenwert, findet man alle wertvollen Zutaten traditions- reicher Kräuterbitter, die in geringen Mengen antrachinonhaltige Drogen mit abführender Wirkung enthalten. Unlängst wurden die alten Rezepturen nach den neuen Vorgaben des Gesetzgebers überarbeitet, so daß in der Apotheke nach aktuellstem Stand ein hochwertiges Präparat aus traditionsreichen Rezepturen angeboten werden kann.

Traditionelle Rezepturen auf dem aktuellen Stand der Wissenschaft gibt es in der Apotheke.

Eine milde Alternative dazu mit leicht abführender Wirkung ist das Präparat Dr. Theiss Schwedenkräuter-Elixier-S. Für alle Anwender des Schwedenbitters, die eine stärkere Abführwirkung nicht benötigen, aber auf die Segnungen des Schwedenbitters nicht verzichten wollen, bietet sich dieses Fertigprodukt an. Es enthält zusätzlich einen Anteil von Manna.

Für den äußerlichen Gebrauch gibt es von diesem Hersteller den Dr. Theiss Schwedenbitter-Balsam. Er belebt die Haut und wirkt wohltuend.

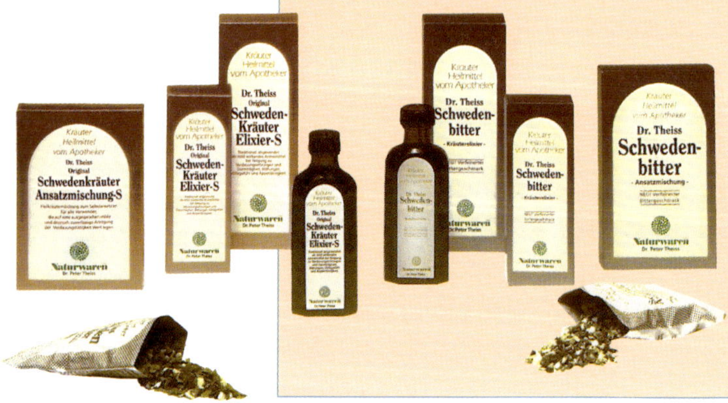

Reisekrankheit

80 Teile Grundrezeptur
10 Teile Ingwerwurzelstock
10 Teile Schwarzteeblätter

Ingwerprodukte fördern die Speichel- wie auch die Magensaftsekretion und regen den Darm an. Sie werden zur Bekämpfung der Symptome der Reisekrankheit eingesetzt, da sie eindeutig eine brechreizstillende Wirkung haben.

Schwarztee, Camellia sinensis, wirkt gleichmäßig anregend auf das zentrale Nervensystem des Menschen. Dieser positive Effekt wird bei der Behandlung der Reisekrankheit genutzt. Dabei ist Schwarztee gut verträglich und kann ohne Probleme auch in höheren Dosen eingenommen werden.

Im 15. Jahrhundert wurde Ingwer von den Spaniern nach Amerika gebracht. Der handelsübliche Ingwer ist schwarz oder weiß, je nachdem ob er geschält oder ungeschält ist.

Reizblase und Prostatabeschwerden

70 Teile Grundrezeptur
10 Teile Kürbiskerne
5 Teile Sabalfrüchte
15 Teile Brennesselkraut

Die aus den Reformhäusern bekannten Kürbiskerne werden vor allem in gemäßigten Klimazonen kultiviert. Sie werden bei Beschwerden beim Wasserlassen und nächtlichem Harndrang eingesetzt, aber auch bei der Verminderung des Harnstrahls und bei anderen Beschwerden der Prostata, sowie bei einer Reizblase. Ihre diversen Inhaltsstoffe wirken antioxidativ und entzündungshemmend.

Bei anhaltenden Symptomen sollten Sie Ihren Urologen oder Hausarzt konsultieren.

Die Wirkung der Brennesselblätter wurde schon im Rahmen der rheumatischen Beschwerden näher beschrieben. Hier soll nun die Wurzel der Brennessel zum Einsatz kommen, die sich bei

Prostatabeschwerden und Reizblase ebenso zur Langzeittherapie eignet wie die Frucht der Sägepalme. Die unter dem Namen Sägepalme oder Zwergpalme bekannte Sabalfrucht kommt an der Atlantikküste von Südkarolina bis Florida und in Südkalifornien vor.

Bei einer leichten Prostatavergrößerung kann eine Kürbiskernkur helfen: Mehrmals täglich einen Eßlöffel Kürbiskerne einnehmen.

Zur Information

Die Samen von Riesenkürbis, Kürbis, Melone und Gurke gehören zu den sogenannten „vier kalten Samen" der alten Heilkunde. Zerquetscht und mit Wasser gemahlen ergaben sie eine Emulsion, die zur Behandlung bei Fieber, Verdauungs- und Harnwegserkrankungen angewendet wurde.

Rheumatische Beschwerden

Die Krankheit „Rheuma" gibt es eigentlich nicht. Sie umfaßt vielmehr ein Bündel verschiedener Krankheitszustände, die sich als Schmerzen im Bewegungsapparat äußern. Rheumatische Erkrankungen heilen kann die empfohlene Kräutermischung leider nicht. Innerlich und äußerlich angewandt, kann sie jedoch die Behandlung unterstützen.

Brennesseln sind auch Futterpflanzen für einige Schmetterlingsarten.

Kräutermischung für die innere Anwendung

60 Teile Grundrezeptur
10 Teile Pappelrinde und -blätter
10 Teile Brennesselkraut
10 Teile Weidenrinde
10 Teile Mistelkraut

Mit der Weidenrinde und ihrem aus dem Aspirin bekannten Wirkstoff Salicin haben wir uns schon im Kapitel Kopfschmerzen beschäftigt. Auch Rinde und Blätter der Pappel enthalten die schmerzlindernden, und damit bei Rheuma, bei rheumatischen Beschwerden und anderen Schmerzen wirksamen Salicylsäurederivate. Unterstützend wirken entzündungshemmende Flavonoide.

Populus alba, die Pappel, kommt in Europa, Afrika und Sibirien vor. Das in den USA gängige Gilead-Balsam wird aus dieser Art gewonnen und ist schon in der Bibel im 1. Buch Mose 37,25 erwähnt.

Fast weltweit verbreitet ist die Brennessel, die bei Bewegungsschmerz, Gelenkschmerzen und geschwollenen Gelenken helfen kann. Kraut und Blatt wirken durch verschiedene Kalium- und Kalziumsalze leicht harnanregend und werden daher bei Harnwegsinfektionen eingesetzt. Um diese Wirkung auszunützen, muß aber auch genügend Flüssigkeit zugeführt werden, mindestens zwei Liter pro Tag sollten getrunken werden. Vorsicht ist geboten bei Wasseransammlungen infolge von eingeschränkter Herz- oder Nierenfunktion.

Das geheimnisumwobene Mistelkraut, auch Druidenfuß oder Hexenbesen genannt, wird hier zur unspezifischen Reiztherapie eingesetzt. Bei degenerativ entzündlichen Gelenkerkrankungen wie Rheuma wird über diese Art der Reizung versucht, eine Heilung der Gelenkerkrankung herbeizuführen. Nicht angewendet werden sollte Mistelkraut bei chronischen Infektionserkrankungen wie Tuberkulose, Gallenweginfekten oder einer allergischen Erkrankung.

Rheumatische Beschwerden können durch sehr unterschiedliche Einflüsse ausgelöst werden. Falsche Ernährung, Übergewicht, Fehlhaltungen oder Überbelastungengehören dazu.

Zur Information

Die Anwendung der Brennessel als Heilmittel scheint schier unbegrenzt zu sein. In der Volksmedizin wird sie bei Asthma eingesetzt, als Gegenmittel von Giften, zum Stillen von Blutungen und bei Rheuma beschrieben. Auch in der Homöopathie wird das Mittel eingesetzt, zum Beispiel bei der Behandlung von Nesselfieber nach dem Prinzip: Gleiches heilt Gleiches.

Ein anregendes Wannenbad mit Kräuterzusätzen kann bei rheumatischen Beschwerden Linderung bringen.

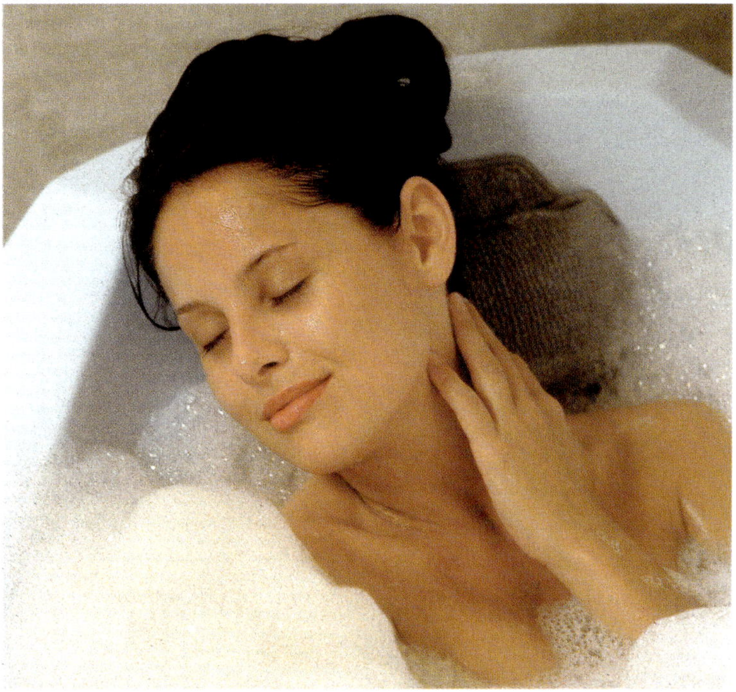

Kräutermischung für die äußere Anwendung

Zum Einreiben setzten Sie die Mischung mit Alkohol an, für Teil- oder Vollbäder empfiehlt sich das Auskochen mit Wasser.

Vorsicht:
Diese Mischung nicht in die Augen oder auf die Schleimhäute bringen!

70	Teile	Arnikablüten
5	Teile	Cajeputöl
20	Teile	Eukalyptusblätter
5	Teile	Pinienöl

Mit dieser Mischung wird vor allem die Durchblutung der Haut und des darunterliegenden Gewebes angeregt. Über diesen Effekt kann dann eine Linderung der Beschwerden erreicht werden. Bei geschädigter oder verletzter Haut sollten Sie die Rezeptur aber nicht anwenden.

Schlafstörungen

25 Teile Grundrezeptur
15 Teile Kava Kava Rhizom
15 Teile Haferkraut
15 Teile Hopfenblüten
15 Teile Pomeranzenblüten und -blätter
15 Teile Baldrianwurzel

Die beruhigende Wirkung von Baldrianwurzel und Hopfenblüten wurde schon bei den Angstzuständen beschrieben.

Bitterorange oder auch Neroli wird die Pomeranze bezeichnet, die im Mittelmeergebiet und in Asien vorkommt. In der Volksmedizin werden die Blüten, mit ihren ätherischen Ölen, traditionell bei Erregungszuständen und Schlaflosigkeit eingesetzt. Bei zusätzlicher Verwendung der Schalen kommt noch eine leicht krampflösende Wirkung im Magen-Darm-Trakt zum Tragen, so daß auch ein Einsatz bei Appetitlosigkeit oder Magen-Darm-Beschwerden leichterer Art möglich ist.

Die kleinen und unreifen Früchte der Bitterorange werden als Geschmacksstoff für Curacao verwendet.

Baldrian – die beruhigende Wirkung

Fast jeder kennt den Baldrian, der nachgewiesenermaßen eine beruhigende Wirkung hat. Dafür sorgen zahlreiche Inhaltsstoffe, die bei nervösen Reizuständen, bei nervös bedingten Schmerzen im Magen- und Darmtrakt, bei Schlaflosigkeit und bei nervösem Herzklopfen für Ruhe sorgen. Interessant ist, daß Baldrian nicht müde macht, und daher selbst Prüflingen oder Autofahrern empfohlen werden kann. Bei nervöser Schlaflosigkeit fördert Baldrian die Entspannung und auf diese Weise die Schlafbereitschaft. Er kann in vielen verschiedenen Anwendungen Gebrauch finden.

Nicht immer selbstverständlich: ein gesunder und tiefer Schlaf. Damit es so bleibt oder wieder so wird, können Sie mit Schwedenkräutern nachhelfen.

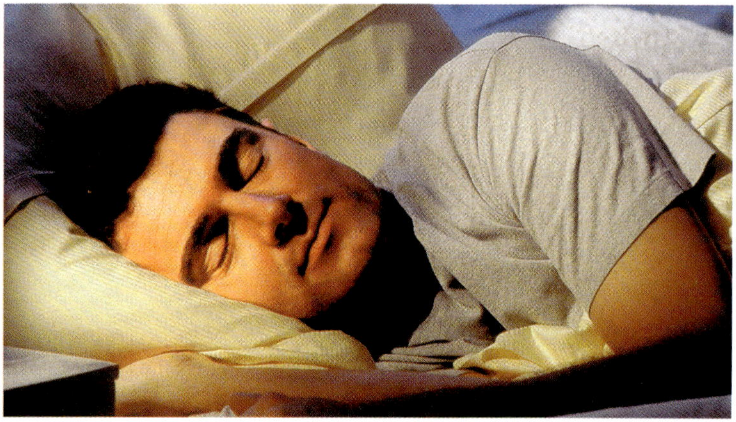

Durch die Verwendung der Bitterorangenschalen kann es, besonders bei hellhäutigen Personen, bei starker Sonneneinstrahlung zur Photosensibilisierung der Haut kommen.

Auch das Haferkraut wird volksmedizinisch bei akuten und chronischen Angst-, Spannungs- und Erregungszuständen verwendet und paßt somit gut in unsere Rezeptur.

Die vor allem auf den Südseeinseln heimische Kava Kava Wurzelstockdroge (Piper methysticum) wirkt angstlösend und schlaffördernd. Bei gleichzeitiger Einnahme von zentralwirksamen Arzneimitteln, wie zum Beispiel Barbituraten und anderen Psychopharmaka, und auch bei Alkoholgenuß kann es zur Wirkungsverstärkung kommen. Während Schwangerschaft und Stillzeit darf Kava Kava nicht eingenommen werden.

Übermäßiges Schwitzen

Zubereitungen mit Salbeiblättern sind in der Schwangerschaft nicht erlaubt.

50	Teile	Grundrezeptur
15	Teile	Walnußblätter
15	Teile	Salbeiblätter
10	Teile	Ysopkraut
10	Teile	Zinnkraut

Diese Mischung kann sowohl äußerlich wie auch innerlich verwendet werden.

Im Mittelalter wurde die Walnuß wegen ihrer heilenden Wirkung bei Ekzemen auch Gemüsearsen genannt und auch als Haartonikum und Haarpflegemittel verwendet. Die Inhaltsstoffe ihrer Blätter wirken zusammenziehend auf die Schweißdrüsen und beugen somit übermäßigem Schwitzen vor.

Legenden erzählen, daß die Menschen im sogenannten „goldenen Zeitalter" auf Eichen und die Götter auf Walnußbäumen lebten.

Die schon im Kapitel Erkältung beschriebenen Salbeiblätter wirken ebenfalls zusammenziehend auf die Schweißdrüsen, hemmen aber zudem noch deren Sekretion. Schachtelhalm oder Zinnkraut haben wir schon bei den Blasen- und Harnwegentzündungen kennengelernt. Hier soll er aufgrund seines hohen Mineralanteils in den Stengeln dazu beitragen, die durch starkes Schwitzen verlorenen Mineralstoffe wieder zu ersetzen. Eine positive Nebenwirkung ist zudem, daß er schwach harntreibend wirkt und so die Schweißsekretion mindert.

Schließlich rundet das sogenannte Ysopkraut die Rezeptur ab. Neben dem ätherischem Öl, das die starken Geruchseindrücke bedingt, enthält das Ysopkraut vor allem Tannine. In der Volksmedizin wird es bei erhöhter Temperatur, Gliederschmerzen, aber auch übermäßigem Schwitzen und Unwohlsein angewendet.

Das Ysopkraut wurde im Mittelalter zur Reinigung der heiligen Stätten verwendet.

Venenleiden

60 Teile Grundrezeptur
10 Teile Hamamelisrinde und -blätter
10 Teile Roßkastaniensamen
10 Teile Buchweizen
10 Teile Weinblätter

Müde, geschwollene Beine waren schon in der Volksmedizin Einsatzgebiet für das Buchweizenkraut. Seine Wirkung wird als venentonisierend beschrieben, was bedeutet, daß die Venen, vor allem in den Beinen, gestärkt werden und sich Schwellungen zurückbilden.

Bei Venenleiden hilft eine äußerliche Anwendung der Schwedenkräuter. Hier wird in der Rezeptur Hamamelis und Roßkastanie eingesetzt.

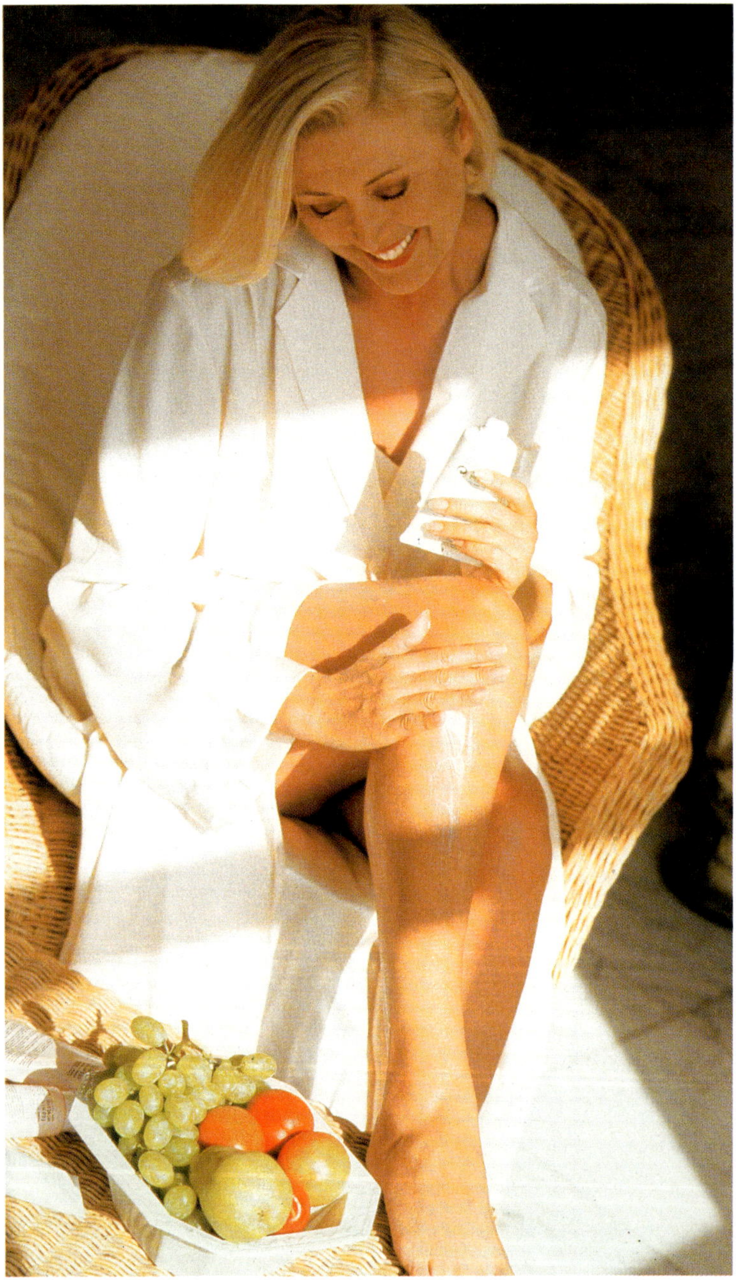

Die bei uns auch unter dem Namen Zaubernuß oder Hexenhaselstrauch bekannte Hamamelis kommt in USA und Kanada vor. Schon die Indianer Nordamerikas verwandten Umschläge mit Hamamelisrinde zur Behandlung von Schwellungen und bei Hämorrhoiden. In Volks- und Schulmedizin wird Hamamelis eingesetzt bei leichten Hautverletzungen, Verbrennungen sowie bei Hämorrhoiden und Krampfadern. Blätter und Rinde wirken vor allem bei Entzündungen zusammenziehend und lokal sogar blutstillend. Die Inhaltsstoffe in der Rinde sind ätherische Öle und Tannine.

Buchweizen kann zur Photosensibilisierung der Haut führen. Bei ausgedehnter Sonneneinstrahlung kommt es dann zu unschönen Hauterscheinungen.

Auch die Inhaltsstoffe der Roßkastanie stärken die Venen und verbessern den venösen Rückfluß. Bei geschwollenen Beinen, Krampfadern, müden Beinen und ganz allgemein bei Venenerkrankungen wird sie daher eingesetzt.

Seit uralten Zeiten ist die Weinrebe als Arzneimittel bekannt. Das in der Rezeptur enthaltene Weinlaub wirkt vor allem entzündungshemmend und hilft bei Venenerkrankungen und auch bei Kreislaufbeschwerden.

Das Aescein in den Roßkastanien kann in seltenen Fällen zu Reizungen des Magen-Darmtraktes und der Schleimhaut führen.

Verstopfung

90	Teile	Grundrezeptur
5	Teile	Rhabarberwurzel
5	Teile	Sennesblätter

Der hier als Kompott, Gemüse und Obst bekannte Rhabarber kommt vor allem in westlichen und nordwestlichen Provinzen von China und in den angrenzenden Gebieten zu Tibet vor. Aufgrund ihrer Inhaltsstoffe, der Anthrachinone, wirkt die Wurzel stark abführend und wird bei Verstopfung eingesetzt. Diese Stoffe verhindern, daß die Flüssigkeit im Darm wieder vom Körper aufgenommen wird. Dadurch erhöht sich das Volumen des Darmes, und die Darmbewegung wird angeregt. Bei Schwangerschaft ist Rhabarberwurzel zu meiden.

Wie der Rhabarber, Rheum palmatum zu seinem Namen kam: Laut einer Quelle leitet sich Rheum von Rha, dem alten Namen des Flusses Wolga ab, an dessen Ufern er in großen Mengen wächst.

Achtung

Diese Mischung wirkt stark abführend und darf nur im akuten Fall angewendet werden. Sie ist nicht für eine Daueranwendung konzipiert. Bei lang anhaltender Verstopfung sollten Sie sich Gedanken darüber machen, ob nicht eine Ernährungsumstellung auf ballaststoffreiche Kost oder zusätzlich eingenommene Quellmittel Abhilfe schaffen können.
Keine Abführmittel dieser Art sollten Kinder unter 12 Jahren, Schwangere und stillende Mütter benutzen.

Bei Verstopfung ist es auch sinnvoll, seine Lebensgewohnheiten zu überdenken. Wie ernähren, wie bewegen Sie sich? Mehr Bewegung und eine ballaststoffreichere Nahrung können viel bewirken.

Die gleichsinnig abführend wirkenden Sennesblätter kommen vor allem in Indien und im Niltal vor. Heutzutage weiß man, daß die Samen schwächer wirken als die Blätter, jedoch keinerlei Bauchbeschwerden und Magen-Darm-Beschwerden verursachen. Die abführende Wirkung der Sennesblätter- und früchte liegt vor allem bei den sogenannten Anthranoiden. Diese hemmen die Aufnahme von Mineralstoffen und Wasser aus dem Dickdarm, erreichen dadurch eine Volumenzunahme des Darminhalts und damit einen Füllungsdruck, der die Darmbewegung kräftig anregt. Die Folgen sind meist schon kurze Zeit nach der Einnahme zu spüren!

Achtung

Starke Abführmittel dürfen nur kurzfristig angewendet werden. Chronischer Mißbrauch führt zum Verlust von Mineralstoffen, insbesondere von Kalium. Dieser Mangel ist problematisch, wenn gleichzeitig Arzneimittel eingenommen werden, die Herzglycoside enthalten.
Absolute Gegenanzeigen für Abführmittel sind: Schwangerschaft, Stillzeit und Darmverschluß.

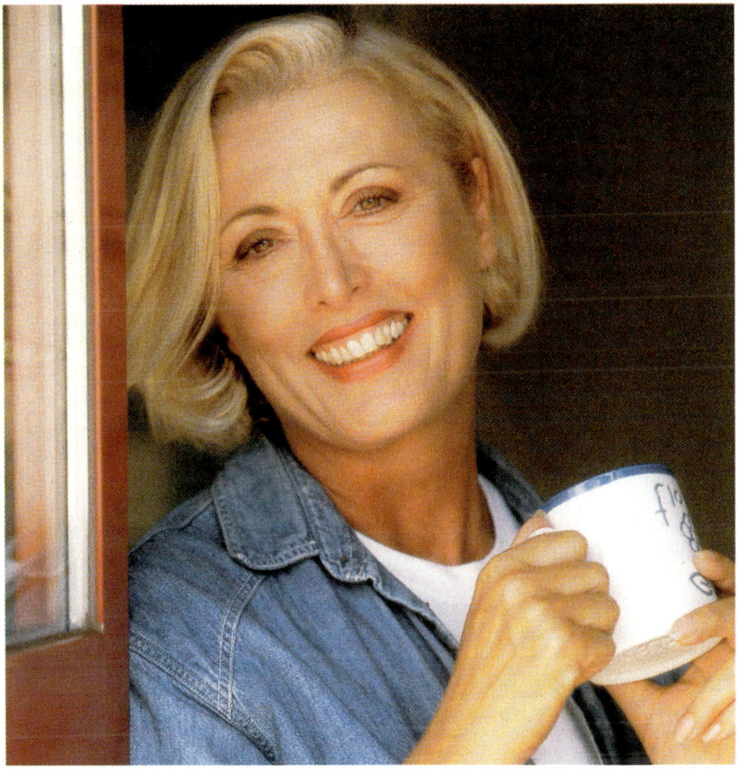

Damit die Schwedenkräuterrezeptur gegen die Wechseljahrsbeschwerden auch wirkt, sollte sie kurmäßig angewendet werden.

Wechseljahre / Hitzewallungen

70 Teile Grundrezeptur
10 Teile Frauenschuh
10 Teile Johanniskraut
10 Teile Silberkerze

Bereits die Indianer Nordamerikas behandelten schmerzhafte Regelblutungen mit der Silberkerze.

Die wohltuende Wirkung von Johanniskraut bei Depressionen und Verstimmungen, mit denen ja die Wechseljahre oft einher gehen, wurde schon im Kapitel Angstzustände beschrieben.

Als direktes Umstimmungsmittel in den Wechseljahren wird häufig auch die Silberkerze verwendet. Das hier eingesetzte Rhi-

Die dunklen Punkte und Streifen an Kelch-, Kron- und Laubblättern der Johanniskrautpflanze enthalten ein aromatisch riechendes Harz. Gegen das Licht gehalten sind die Öldrüsen in den Blättern gut sichtbar.

zom, der Wurzelstock, zeigt ähnliche Wirkungen wie das Hormon Östrogen und wird daher als hormonfreies Mittel zur Umstimmung bei klimakterischen Beschwerden eingesetzt. Daneben wird die Silberkerze auch bei neurovegetativen Störungen und dem bekannten prämenstruellen Syndrom sowie bei Problemen während der Regelblutung empfohlen.

Fast in Vergessenheit geraten ist der Frauenschuh, der sowohl beruhigende wie auch krampflösende Eigenschaften hat. Die Inhaltsstoffe des hier eingesetzten Wurzelstocks wirken zusammenziehend und sogar blutstillend.

Zur Information

Unser Leben steht in enger Beziehung zur Natur, und wir durchlaufen dieselben Wechsel wie die Pflanzen und Tiere um uns. Geht eine Phase unseres Lebens zu Ende, so ist dies gleichzeitig Auftakt zu einem neuen Abschnitt. Deutlich tritt dies bei den Wechseljahren bei Frauen – und bei Männern – hervor. Sie stellen eine Etappe auf dem Lebensweg dar und zeigen, daß es keinen Stillstand gibt, daß wir uns von Geburt an immer wieder neu orientieren müssen. Mit den damit verbundenen körperlichen Umstellungen kann man fertig werden, und zwar auch ohne Chemie und hormonelle Behandlung, mit Hilfe natürlicher Pflanzenwirkstoffe und einer positiven Einstellung. Sie haben es in der Hand, von den Lehren der Natur zu profitieren und mit selbstgemachten geeigneten Wirkstoffen Ihren individuellen Weg zu finden. So machen Sie aus dieser Zeit einen Abschnitt, dem Sie Ihre eigene Prägung verleihen, die Sie glücklich und zufrieden macht. Ob mit Tees oder Kompressen, Kneipp-Anwendungen oder Bädern: Die Umstellung auf einen neuen Lebensabschnitt – ob bei Frauen oder bei Männern – gelingt bestimmt. Suchen Sie Ihren eigenen Weg.

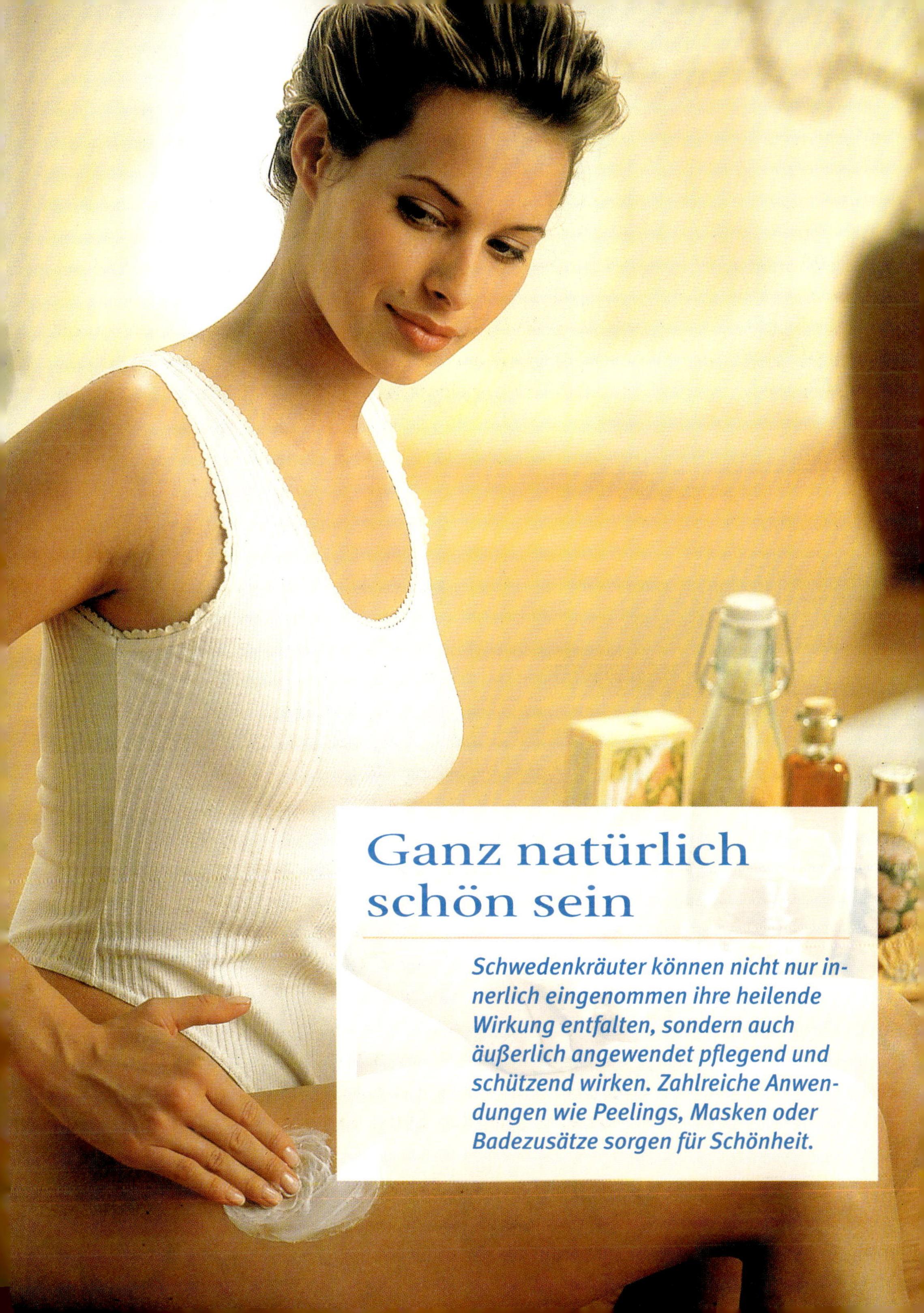

Ganz natürlich schön sein

Schwedenkräuter können nicht nur innerlich eingenommen ihre heilende Wirkung entfalten, sondern auch äußerlich angewendet pflegend und schützend wirken. Zahlreiche Anwendungen wie Peelings, Masken oder Badezusätze sorgen für Schönheit.

Kosmetik aus der Natur

Schwedenkräuter werden nicht nur zu heilenden Zwecken eingesetzt, sondern sie finden sich auch in zahlreiche Anwendungen in der Kosmetik – als Peelings, Masken, Badezusätze und vieles anderes mehr. Die folgenden Rezepte sollten Sie ausprobieren.

Rund um die Augen

Eine Kompresse tut Ihren Augen gut und wirkt entspannend auf den ganzen Körper.

Die Augen sind oft das Erste, was uns an einem Menschen auffällt, sie sind das Tor zur Seele. Daher wird ihnen auch in der Kosmetik viel Beachtung geschenkt. Rote, müde oder geschwollene Augen sind aber nicht nur wegen der Wirkung auf das Gegenüber unschön; auch für den, der sie hat, sind sie eine leidige Angelegenheit. Sie können überempfindlich gegen Helligkeit und Luftzug sein, kratzen, jucken und tränen. Deshalb: Gönnen Sie sich ab und an Augen-Kompressen. Das tut übrigens auch dem ganzen Organismus gut, denn während Sie nichts sehen, können Sie auch nichts tun – nur entspannen.

Gegen gerötete und müde Augen helfen Kompressen, die mit einem Aufguß der Großen Bibernelle getränkt sind. Sie brauchen dazu:

25 g der frischen Pflanze
1/2 l kochendes Wasser
15 Minuten Zeit zum ziehen lassen.

Auch ein Aufguß mit Fenchel hilft.

10 g Fenchelkörner
1/2 l siedendes Wasser

Den Fenchel mit dem Wasser übergießen und 10 Minuten ziehen lassen. Kompresse eintauchen und auf die Augen legen.

Gegen Augenringe können Kompressen mit einem Aufguß von-Römischer Kamille eingesetzt werden.

10 g Römische Kamille
1/2 l siedendes Wasser

Die Kamille mit dem Wasser überbrühen, 5 Minuten ziehen lassen, Kompresse eintauchen, leicht ausdrücken und dann gute 20 Minuten auf den Augen liegen lassen.

Schutzschild Haut

Die Haut ist ein Spiegel unseres Gesundheitszustandes.

Das ganze Leben über verändert sich unsere Haut. Ständig ist sie allen Umweltreizen ausgesetzt und schützt uns vor Wind und Regen, Sonne und Kälte. Als Spiegel des Organismus gilt die Haut. Ist sie gesund, so geht es meist auch dem Menschen gut. Ist sie fahl oder gelb, so können Durchblutungsstörungen vorliegen. Bei zuviel Sonne wird die Haut rot, im Alter verliert sie Flüssigkeit, wird faltiger und furchig.

Empfindlicher Haut tut eine Lotion aus Echter Kamille gut.

25 g Kamillenblüten
1/2 l Milch

Die Kamillenblüten mit der heißen Milch übergießen, 10 Minuten ziehen lassen, sorgfältig abseihen und die Lotion dann leicht in die Haut einmassieren.

Gegen fahle Haut wirkt ein Absud aus Löwenzahn.

25 g Löwenzahnwurzel
1/2 l heißes Wasser

Löwenzahn mit Wasser übergießen, 10 Minuten kochen und dann nochmals 15 Minuten ziehen lassen. Als Umschlag verwenden.

Um die Haut zu stärken, eignet sich eine Lotion aus Hopfen.

1 l kaltes Wasser
15 g Hopfenzäpfchen

Die Mischung wird zum Sieden gebracht und zieht dann 10 Minuten. Vorsichtig abseihen und abgekühlt als Umschlag oder Kompresse verwenden.

So stellen Sie eine Pflegecreme für Iher Haut her.

Was uns schützt, das sollten auch wir schützen. Eine Pflegecreme für unsere Haut läßt sich leicht selbst herstellen.

10 g Mandelöl
1 TL Bienenwachs
2 TL Lanolin
5 Tropfen Aloe vera
4 Tropfen Orangenöl

Im Wasserbad werden Öl und Wachse so lange erhitzt, bis sie flüssig sind und sich gut vermischt haben; dann gibt man Aloe vera und das Orangenöl dazu. Immer fleißig rühren, bis die Creme kalt ist.

Kompressen mit einem Aufguß aus Rosmarinblüten wirken glättend auf Falten und Furchen.

25 g Rosmarinblüten und Blätter
1/2 l siedendes Wasser

Rosmarin mit dem Wasser überbrühen und alles 10 Minuten ziehen lassen. Abseihen und auf Kompressen auftragen.

Entspannung im Bad

Ein entspannendes Bad ist gut für Körper und Geist. Die Seele kurze Zeit unbeschwert baumeln zu lassen ist nach hektischen Tagen besonders angenehm. Aus je 15 g Aloe-Blätter, Angelika-Wurzel, Myrrhe, Sennesblätter und 10 g Kampfer mischen wir unser Kräuterbad. Die Kräutermischung wird mit heißem Wasser übergossen, muß eine Stunde ziehen und kann dann ins Badewasser gegeben werden. Das Bad regt an, belebt und fördert die Durchblutung, und Haut und Poren werden gereinigt.

Sommersprossen

Entfernen kann man sie mit diesen Mitteln nicht – wäre ja vielleicht auch schade drum. Wer jedoch seine Sommersprossen aufhellen möchte, der kann es mit diesen zwei Methoden versuchen. Die Flecken mit dem Saft von Petersilie oder Löwenzahn betupfen oder zweimal täglich mit einem Absud aus Löwenzahn abwaschen. Dazu werden 25 g Blüten in einem halben Liter Wasser 30 Minuten lang gekocht und dann abgeseiht.

Möhren, ganz oder als Saft, sollen die Sehkraft verbessern.

Sonnenschutz / -brand

Wenn im Frühsommer die ersten kräftigen Sonnenstrahlen die Sonnenhungrigen einladen, reichen oft schon wenige Minuten, um die ungeschützte Haut rot und schmerzend werden zu lassen. Solch einen Sonnenbrand kann man durch Vorbeugung verhindern. Dazu sollten Sie sich zunächst nur ganz kurze Zeit der sehnlichst erwarteten Wärme aussetzen, möglichst gute Sonnencremes verwenden und oft den schützenden Schatten aufsuchen.

Als Sonnenschutzcreme bietet sich eine Mischung mit Aloe vera an, da sie nicht nur Feuchtigkeit spendet, sondern auch den natürlichen Lichtschutzfaktor 4 hat. Die ganze Mischung enthält

10 g Mandelöl,
1 TL Bienenwachs,
2 TL Lanolin
3 EL Aloe-vera-Saft

Wachs, Öl und Lanolin werden im Wasserbad erwärmt und verflüssigt. Unter Rühren kommt der Aloe-Saft dazu; dann wird weiter gerührt, bis die Creme kalt ist.

Geschwollene Augen können mit dem Löffeltrick schnell zum Abschwellen gebracht werden. Ein Löffel, der im Eisfach lag, wird dabei sanft auf die geschlossenen Lider gedrückt.

Ist der Sonnenbrand bereits da, dann kann das Öl der Echten Kamille helfen. 50 g Blüten werden dazu in 500 ml Öl im Wasserbad 2 Stunden lang leicht erhitzt, anschließend abgeseiht und in Flaschen gefüllt. Auch das Johanniskrautöl bringt Linderung. Hierzu benötigen Sie Olivenöl und Weißwein. 300 g blühende Sproßspitzen des Johanniskrauts werden in einer Mischung aus 300 ml Weißwein und 600 ml Olivenöl eingelegt und täglich geschüttelt. Nach 4 Tagen wird die Mischung im Wasserbad 3 Stunden lang leicht gekocht, dann abgeseiht und in Flaschen abgefüllt.

Schwarzer Tee ist ein gutes Gesichtswasser gegen vergrößerte Poren.

Haarpflege

Unser Haupt zieren die unterschiedlichsten Haartypen. Ganz abgesehen von der Farbe haben wir es mit einer dichten oder spärlichen Haarpracht zu tun, lassen uns vom Friseur Locken drehen oder haben mit widerspenstigem Kraushaar zu kämpfen. Richtig pflegeleicht ist kein Haar, und ständig wird es den verschiedenen Umwelteinwirkungen ausgesetzt. Ob Hitze aus dem Föhn oder Chemikalien, die Haarstruktur wird beeinflußt. Eine sanfte Haarpflege ist daher immer eine erholsame, gute Abwechslung fürs Haar.

Kamille, Hamamelis, Birkenblätter oder Rosmarin eignen sich gut zu einem Dampfbad. Die Dämpfe, mit den Kräutern angereichert, stimulieren, heilen und pflegen die Gesichtshaut.

Haarspülung

Glänzendes, geschmeidiges Haar erhält man mit einer Spülung aus Echtem Salbei. Für den Absud werden 125 g frische Salbeiblätter in ½ l Wasser 15 Minuten lang gekocht. Danach muß das Ganze 48 Stunden ziehen, wird ab und zu umgerührt und dann filtriert. 70 ml hochprozentigen Alkohol dazugeben.

Für eine stärkere Kopfhaut sorgt Aloe vera. Sie macht das Haar kraftvoll und glänzend. Für die Haarpackung rühren Sie 1 EL Weizenkeimöl mit 2 EL Olivenöl, einem Eigelb und 1 EL Aloe-Vera-Gel an. Möglichst luftdicht, mit einem warmen Handtuch umschlossen, sollte diese Mischung eine Stunde lang einwirken. Anschließend gut ausspülen.

Shampoo

Eine recht schonende Möglichkeit, die Haare zu waschen und trotzdem auf ein frisch duftendes Shampoo nicht zu verzichten, ist der Einsatz von Neutralshampoos. In Apotheken und Drogerien kann das duftfreie und wirkstofffreie Shampoo gekauft werden. Die gewünschten Düfte mischen Sie dann tropfenweise unter, je nach Lust und Laune. Ein gutes Bouquet bilden unter anderem Angelika-Öl und Myrrhe.

Haarausfall

Gegen Haarausfall ist zwar leider noch kein Kraut gewachsen, man kann ihn aber günstig beeinflussen. Täglich die Kopfhaut mit dem frischen Blattsaft der Großen Brennessel einmassieren fördert den Haarwuchs. Auch ein Haarwasser aus Tausendgüldenkraut kann helfen. Dazu werden 25 g der blühenden Sproßspitzen in einem halben Liter Wasser 10 Minuten lang gekocht.

Bei Sonnenbrand helfen Umschläge aus Aufgüssen von Kamille, Salbei und Hamamelis.

Färben

Richtig intensive Farben sind mit diesen Mischungen nicht zu erreichen, aber die natürliche Farbe wird unterstützt und kommt besser zur Wirkung. Blonde Haare werden heller, braune Haare bekommen einen zusätzlichen Farbschimmer.

Für blonde Haare eignen sich Spülungen mit Echter Kamille.

100 g Kamillenblüten
1 l kaltes Wasser

Kamillenblüten in das Wasser geben und dann 10 Minuten kochen. Sorgfältig abseihen und abkühlen lassen. Die Haare spülen.

Übrigens: Auch Safran kann blonde Haare aufhellen. Für diese Spülung wird 1/2 TL Safran in 1/4 l Wasser gekocht; 15 Minuten ziehen lassen. Braunes Haar kann mit einem Aufguß von Echtem Salbei oder Echtem Thymian gespült werden.

Mit Safran lassen sich blonde Haare aufhellen.

Abkochung Harte Pflanzenteile wie Wurzeln, Rinde oder Samen eignen sich besonders für eine Abkochung. Dabei werden die Pflanzenteile zerdrückt, mit kaltem Wasser übergossen und dann langsam zum Sieden gebracht. Bevor abgeseiht wird, läßt man den Ansatz eine halbe Stunde lang kochen.

Adstringenzien Adstringenzien wirken auf Haut- und Schleimhautoberfläche ein und haben eine zusammenziehende Wirkung. Durch diesen Effekt bilden sie eine schützende Membran, tragen damit zu einer schnelleren Wundheilung bei und stillen kleinere Kapillarblutungen. Heilpflanzen mit dieser Wirkung sind unter anderem: Bärentraube, Blutwurz, Eichenrinde, Ehrenpreis, Heidelbeere, Lungenkraut und Salbei.

Akne Meistens tritt sie in der Pubertät auf, aber auch im Alter kann man an ihr leiden; dann sollte allerdings der Arzt prüfen, was der Auslöser sein könnte. Akne wird durch eine übermäßige Absonderung von Hauttalg hervorgerufen. Die Talgdrüsengänge verstopfen, es sammelt sich Talg an und eine gelbliche Schwellung entsteht, meist mit rotem Rand.

Allopathie Wird die Behandlungsmethode der Schulmedizin genannt, die im Gegensatz zur Homöopathie bei der Krankheitsbekämpfung nach dem Gesetz der Gegensätze vorgeht. Die Allopathie setzt daher bei der Krankheitsbekämpfung auf einen Wirkstoff, der außerhalb des Körpers vorkommt und die Krankheitserscheinungen zum Abklingen bringen kann.

Aufguß Wird die Art der Kräuterzubereitung genannt, die jeder als klassische Form der Teezubereitung kennt. Die Pflanzen werden mit heißem, kochendem Wasser übergossen, dann läßt man je nach Vorschrift 5 bis 10 Minuten oder auch länger ziehen und seiht anschließend ab.

Bakterien

Sind Kleinstlebewesen, die nur unter dem Mikroskop zu sehen sind und aus nur einer Zelle bestehen. Sie besitzen einen Zellkern und eine Zellwand, die sie umgibt, und vermehren sich durch Spaltung. Einige Bakterien sind Krankheitserreger bei Mensch und Tier.

Creme

Cremes basieren auf einem Wasser-Öl-Gemisch. Im Gegensatz zu den Salben enthalten sie mehr Wasser, was eine besonders weiche, halbflüssige Konsistenz bedingt – denken Sie nur an die „Soft-Cremes".

Diuretika

Darunter werden Stoffe zusammengefaßt, die die Harnausscheidung steigern. Sie werden vor allem bei Ödemen und Bluthochdruck eingesetzt. Allerdings führen Diuretika häufig zu Kaliumverlust, und durch die starke Wasserausscheidung kommt es zu einer Bluteindickung.

Droge

Ist in der Heilkräuterkunde nicht das, was es auf den ersten Blick hin scheint – Alkohol, Morphium oder Kokain. Drogen ist die ursprüngliche Bezeichnung für getrocknete Heilpflanzen.

Elixier

Mit Weingeist angesetzte Tinkturen werden Elixier genannt. Sie enthalten zudem Zucker, Extrakte, Alkohol oder ätherische Öle.

Extrakt

Wird der eingedickte, konzentrierte Pflanzenauszug genannt, der mit wässrigen, alkoholischen oder ätherischen Lösungsmitteln hergestellt werden kann.

Homöopathie

Nennt sich das Naturheilverfahren, das auf den Grundsätzen von Samuel Hahnemann (1755 bis 1843) basiert. Krankheiten werden dabei durch sehr niedrig dosierte Medikamente behandelt, die in höherer Dosis ein ähnliches Wirkungsbild hervorrufen wie die zu behandelnde Krankheit. Im Gegensatz zur Allopathie wird hier Ähnliches mit Ähnlichem geheilt. Das Leitmotiv für die Homöopathie ist, daß schwache Reize anfachen, mittlere fördern und starke hemmend auf die Lebenstätigkeit einwirken.

Inhalation Inhaliert wird bei Erkrankungen des Atmungstraktes. Dazu gibt man 2 bis 3 EL einer Kräutermischung in ein Gefäß und übergießt diese mit kochend heißem Wasser.

Nun wird das Gesicht so nah als möglich über das Gefäß gebracht und Kopf samt Gefäß mit einem Tuch überdeckt. Je nachdem, wo die Dämpfe wirken sollen, wird nur durch die Nase oder durch den Mund ein- und ausgeatmet. So werden verstopfte Nasenhöhlenund belegte Atemwege befreit.

Kompressen Sie können kalt oder warm eingesetzt werden. Das für die Kompressen benutzte Tuch oder ein Stück Gaze wird in die heiße Abkochung oder in den kalten Aufguß getaucht und dann auf die erkrankte Hautstelle aufgelegt. Heiße Kompressen werden zum Beispiel bei Husten und Bronchitis eingesetzt, kalte Kompressen gegen Fieber.

Laxanzien Laxanzien sind Mittel, die die Darmentleerung beschleunigen. Heilpflanzen, die dementsprechend wirken, sind unter anderem: Aloe, Sennesblätter, Süßholzwurzel und Rhabarberwurzel.

Obstipanzien Wirken gegen zu häufige Darmentleerung, da sie die gesteigerte Darmbewegung beruhigen. Zu den Obstipanzien zählen beispielsweise Eichenrinde, Blutwurz, Kamille und Pfefferminz.

Phytotherapie Auch Pflanzenheilkunde genannt. Krankheiten werden mit Pflanzen oder ihren natürlichen Extrakten behandelt.

Salbe Salben basieren auf einem Öl-Wasser-Gemisch. Das bedeutet, daß ihr Fettanteil höher ist als ihr Wasseranteil, da ihre Grundlage Fette, Öle, Vaseline, Glyzerin oder Wachse sind.

Sirup

Wird eine Zuckerlösung genannt, der Pflanzenauszüge zugesetzt sind. Durch den Zucker kann der unangenehme Geschmack mancher Heilpflanzen überdeckt werden.

Teilbad

Wird bevorzugt durchgeführt, wenn Beschwerden an Händen, Armen und Beinen vorliegen. Dazu wird ein Tee bereitet, in dem man das verletzte Glied 10 Minuten lang badet. Die Badetemperatur sollte 35 bis 40 °C betragen.

Tinktur

Sie wird in Form von Tropfen eingenommen und soll die Pflanzenwirkstoffe möglichst schnell in den Körperkreislauf bringen. Um eine Tinktur herzustellen, werden die getrockneten Pflanzenteile zu einem Pulver zerrieben und dann in 70prozentigen Alkohol eingelegt.

Umschlag

Er wird mit den frischen Pflanzenteilen gemacht, die zerquetscht und dann im kochenden Wasserbad erhitzt werden. Oder mit den getrockneten Kräutern, die mit kochendem Wasser vermischt werden. Die Kräutermasse wird direkt auf die Haut aufgelegt und mit einem Tuch abgedeckt. Wenn die Haut empfindlich ist, können die Kräuter auch zwischen zwei Tücher gelegt werden.

Virus

Viren zählen zu den kleinsten Krankheitserregern. Sie bestehen aus großen Eiweißmolekülen und können nicht als selbständige Lebewesen agieren, sondern sind auf Wirtszellen angewiesen, in denen sie sich vermehren und als Parasiten leben. Viele Viren sind für Menschen und Tiere krankheitserzeugend und zum Teil für schwere Infektionskrankheiten verantwortlich, zum Beispiel für die echte Grippe (Influenza).

Vollbad

Bei Vollbädern liegt die Badetemperatur bei 35 bis 39 °C und die Badedauer bei 10 Minuten. Um den Kreislauf zu schonen, ist es empfehlenswert, anschließend an das Vollbad zu ruhen.

Hilfreiche Adressen

Bezugsquellen in Deutschland

In Reformhäusern und Apotheken sind sämtliche Schwedenkräuterprodukte und Kosmetika folgender Firmen erhältlich.

Alle Schwedenkräuter können z. B. in der Apotheke bestellt und zusammengestellt werden.

Brigitte Versand
(Schwedenkräuter und Schwedenbitter nach Maria Treben)
Johannesstr. 118
73614 Schorndorf

Ihrlich Kräuter und Heilmittel Vertriebs GmbH (Schwedenkräuter nach der Originalrezeptur von Maria Treben)
Eifelstraße 96
52231 Stollberg

Pharma Labor
Apotheker H.Förster GmbH
(Jacobus-Schwedenkräuter)
Dammstraße 7
59821 Arnsberg
Pharmazeutische Fabrik
Infirmarius-Rovit GmbH (Schwedentrunk)
73084 Salach

Naturwaren Dr. Peter Theiss
(Dr. Theiss Schweden-Bitter)
Michelinstraße 10
66424 Homburg

Sachregister

Bildnachweis

Photos: S. 2, 12, 17, 24, 28, 29, 31, 34, 35, 36, 41, 42, 43, 46, 49, 51, 54, 67, Reinhard; 47, Bavaria; 4, 9, 10, 13, 19, 23, 30, 45, 57, 59, 64, 74, 76, 78, 81, 83 ZFA